D' H. BURET

SECRÉTAIRE GÉNÉRAL DE LA SOCIÉTÉ DE MÉDECINE DE PARIS

TRAITEMENT

DES

MALADIES CONTAGIEUSES

DE

L'APPAREIL GÉNÉRATEUR

(Guide Pratique)

BASES FONDAMENTALES DU TRAITEMENT

EXAMEN CRITIQUE DES FORMULES LES PLUS USUELLES

INJECTIONS MASSIVES DE SELS HYDRARGYRIQUES INSOLUBLES

SIMPLIFIÉES ET RENDUES PRATIQUES

Manuel opératoire très détaillé de ces injections

GRANDS LAVAGES

AU PERMANGANATE DE POTASSE

NOMBREUSES OBSERVATIONS ET ANECDOTES MÉDICALES

PARIS

SOCIÉTÉ D'ÉDITIONS SCIENTIFIQUES

4, RUE ANTOINE DUBOIS, 4

1902

TRAITEMENT

DES

MALADIES CONTAGIEUSES

DE

L'APPAREIL GÉNÉRATEUR

D\u1d63 F. BURET

SECRÉTAIRE GÉNÉRAL DE LA SOCIÉTÉ DE MÉDECINE DE PARIS

TRAITEMENT

DES

MALADIES CONTAGIEUSES

DE L'APPAREIL GÉNÉRATEUR

(Guide Pratique)

BASES FONDAMENTALES DU TRAITEMENT

EXAMEN CRITIQUE DES FORMULES LES PLUS USUELLES

INJECTIONS MASSIVES DE SELS HYDRARGYRIQUES INSOLUBLES

SIMPLIFIÉÉS ET RENDUES PRATIQUES

Manuel opératoire très détaillé de ces injections

GRANDS LAVAGES

AU PERMANGANATE DE POTASSE

NOMBREUSES OBSERVATIONS ET ANECDOTES MÉDICALES

PARIS

SOCIÉTÉ D'ÉDITIONS SCIENTIFIQUES

4, RUE ANTOINE DUBOIS, 4

1902

PRINCIPALES PUBLICATIONS DU MÊME AUTEUR :

Du diagnostic de l'ectopie rénale ; Paris 1883. Delahaye et Lecrosnier ;

Littré aux Enfers ; dialogue syphiligraphique (*Journal des malad. cut. et syph.*) Juin 1889.

La syphilis à travers les âges. Tome I (*La syphilis aujourd'hui et chez les anciens*); Paris 1890. Société d'Editions scientifiques. — Traduit en Anglais . *Syphilis in Ancient and Pre-historic Times* (Philadelphie 1891).

Les mesures répressives à l'égard des vénériens. — Autrefois ; Aujourd'hui ; Clermont (Oise) 1890. Daix, imprim.

La syphilis à Rome sous les Césars (*Journ. des malad. cut. et syph.*) ; Mai 1890.

Traitement rationnel de la syphilis (*Journ. des malad. cut. et syph.*) ; Juillet 1890·

L'ongle noble des anciens Hindous (*Journ. des malad. cut. et syph.*) ; Septembre 1890.

Le cor syphilitique (*Journ. des malad. cut. et syph.*) ; Janvier 1891.

Des causes d'erreur dans le diagnostic de la syphilis ; Clermont (Oise) 1891. Daix, imprim.

La syphilis à Ninive et à Babylone, chez les anciens Assyro-Chaldéens, 700 ans avant J.-C. ; Clermont (Oise) 1892. Daix, imprim.

Deux mots sur la lèpre. — Est-elle héréditaire, contagieuse ou essentielle ? Clermont (Oise) 1892. Daix, imprim.

Contribution à l'histoire de la syphilis : I. La syphilis à Herculanum et à Pompéi. — II. Le syphilococcus soupçonné dès le commencement du XVI° siècle. — Clermont (Oise) 1892. Daix, imprim.

Les « broches » du Moyen Age ; leur nature vénérienne et surtout syphilitique. (*L'Actualité médicale*, N° du 15 janvier) Paris 1893.

La syphilis à l'époque féodale ; Clermont (Oise) 1893. Daix, imprim.

La soi-disant origine américaine de la syphilis : d'où vient cette légende ; Clermont (Oise) 1893. Daix, imprim.

La syphilis. — Son âge et ses rapports avec l'antiquité de l'homme (*du D' Morgan, de Washington*), Traduit de l'anglais par le D' Buret ; Clermont (Oise) 1893. Daix imprim.

La syphilis à travers les âges. Tomes II et III : Moyen Age et Temps Modernes (*Le « Gros Mal » du Moyen Age et la syphilis actuelle*) ; Paris 1894. Société d'Editions scientifiques. — Traduit en anglais : *Syphilis in middle ages and in modern times* (Philadelphie 1895). — *La syphilis à travers les âges* a obtenu à l'Académie de Médecine, en 1896, la première mention honorable au concours du Prix Hugo.

La syphilis avant Christophe Colomb (du D' Morgan, de Washington). — Traduit de l'anglais par le D' F. Buret, in *Journ. des malad. cut. et syph.* ; Avril 1896.

La Médecine à Rome avant l'ère chrétienne (*France Médicale*, N° du 11 juin) ; Paris 1897. — In JANUS (*Archiv. internat. pour l'hist. de la médec.*), Amsterdam, juin 1897, et BULLETIN DE LA SOCIÉTÉ DE MÉDECINE DE PARIS, Tome V   Paris 1897.

Contribution au traitement des syphilides cutanées. (*France Médicale*, N° du 30 juillet) ; Paris 1897.

De la transmission de la syphilis à la 3e génération. — Ce qu'il faut penser de cette hypothèse. (*France Médicale*, N° du 4 février) ; Paris 1898.

La syphilis tertiaire est-elle transmissible directement ou par voie d'hérédité. (*France Médicale*, N° du 25 mars) ; Paris 1898. — *Journ. des malad. cut. et syph.*, Mai 1898.

Contribution au diagnostic de la syphilis. (*France Médicale*, N° du 22 avril) ; Paris 1898.

De l'urticaire par ingestion d'aliments en général et par les crosnes du Japon en particulier. (*France Médicale*), n° du 1er juillet) ; Paris 1898.

La syphilis dans l'armée anglaise, au Portugal en 1812, aux Indes én 1896 (du Dr G. Ogilvie, de Londres). Traduit de l'anglais par le Dr F. Buret ; *France Médicale*, 1899.

Prophylaxie des maladies vénériennes, Clermont (Oise) 1900. Daix, imprim.

Syphilides du cuir chevelu rebelles à tout traitement ; guérison à la suite d'une intoxication mercurielle. (*Progrès Médical*, N° du 20 octobre) ; Paris 1900.

AVANT-PROPOS

Il est à peine besoin de dire que le présent livre n'est pas un ouvrage destiné à faire école : le public médical le comprendra au simple aspect du volume et il lui suffira de jeter un coup d'œil sur le contenu pour que s'évanouissent aussitôt les doutes qui auraient pu persister. C'est plutôt un manuel, ou, si l'on veut, un résumé des théories émises sur la vénéréologie, avec la critique de chaque formule ; en un mot un *guide pratique*, comme le sous-titre l'annonce.

Si nous insistons sur ce point, c'est pour bien établir que notre petit volume n'a pas la prétention d'entrer en concurrence avec les traités didactiques venus ou à venir. N'ayant qu'un but, celui d'être utile, nous nous sommes efforcé d'éviter les longues dissertations, faisant table rase des théories non justifiées par la pratique. Pour la même raison, nous n'avons pas craint de repousser certains systèmes, sans nous préoccuper de la question de savoir si nous plairions ou déplairions à quelque grand personnage médical (1).

Qu'on n'aille pas croire, toutefois, que nous méconnaissions la valeur des syphiligraphes contemporains : apprécier une œuvre n'est pas attaquer l'homme, et la critique n'exclut pas l'estime. Tout livre, toute phrase publiés deviennent la proie de l'analyste : or, quelque sentiment de respect, d'admiration ou même de vénération que nous puissions éprouver pour l'auteur — simple collègue, notabilité scientifique ou ancien maître — nous dirons toujours ce que nous croyons être la vérité. « Alors autant d'auteurs, autant d'ennemis ! » nous a-t-on répété à satiété. Eh bien non ! nous accorderons plus de bon sens que cela à nos confrères et nous ne leur ferons pas l'injure — dussions-nous passer pour naïf — de les croire capables de s'offenser pour un petit grain de malice, pour des critiques quelquefois vives, mais dépourvues de tout esprit d'animosité. Du choc des idées jaillit la lumière, dit le vieil adage : il ne peut, il ne doit pas en sortir autre chose sur le terrain scientifique.

Voilà pourquoi, fidèle à notre programme, nous ne saurions, pour faire notre cour à un maître influent, sacrifier les intérêts du modeste praticien.

(1) C'est absolument le principe établi par Claude Bernard (*Introduction à la Médecine expérimentale*, p. 288) : « Lorsque le fait qu'on rencontre est en opposition avec une théorie régnante, il faut accepter le fait et abandonner la théorie, lors même que celle-ci, *soutenue par de grands noms*, est généralement acceptée ».

Celui-ci, en nous faisant l'honneur de nous lire, espère trouver des indications exactes : notre devoir était donc de dénoncer toute formule nous paraissant mériter un reproche, quelle que fût son estampille officielle ou la réputation de ses parrains. Aussi avons-nous fait voir le bon et le mauvais côté — à notre point de vue — de chaque médication : le lecteur reste toujours libre de faire son choix ; et, si nous avons pu lui épargner quelques hésitations ou quelques déboires dans la pratique, notre but aura été pleinement atteint.

Dr F. BURET.

LETTRE OUVERTE

La question de la réinfection syphilitique revenant sur l'eau, nous éprouvons, comme bien d'autres, le désir d'être fixé à cet égard. A notre sens, il n'existe qu'un seul moyen de trancher cette question d'une façon définitive : c'est de réunir le plus grand nombre possible d'observations faites à ce sujet, par le Corps Médical du monde entier. En examinant minutieusement les cas relatés et en retenant les plus probants, on pourrait établir une sorte de pourcentage nous donnant la mesure approximative des syphilis doubles, si tant est qu'il en existe. Les cas signalés jusqu'à ce jour paraissent reposer sur une erreur de diagnostic, soit à la première, soit à la seconde observation.

On comprend combien sont délicates ces sortes d'enquêtes, scientifiquement parlant. Après tout, cette réinfection n'est pas impossible au point de vue théorique : elle viendrait, si elle était démontrée, établir que la syphilis est guérissable, opinion pour laquelle nous avons une tendance marquée, surtout depuis que la thérapeutique vénérienne s'est enrichie d'un moyen d'action des plus actifs, la méthode hypodermique.

*Toutefois   jusqu'à plus ample informé, nous considé-
rerons ces cas de guérison comme peu fréquents.*

*Aussi faisons-nous appel au zèle scientifique de tous
nos confrères, à quelque nationalité qu'ils appartiennent, et nous sommes certain d'avance que notre faible
voix sera entendue. Nous serions donc reconnaissant à
tout praticien qui voudrait bien nous communiquer
la relation des cas de réinfection qu'il aurait pu constater. Nous avons déjà reçu quelques observations fort
intéressantes,   nous nous proposons de publier plus
tard les faits les plus notables, en indiquant la source
d'où ils émanent.*

Dr F. BURET.
2, rue Casimir-Delavigne.

TRAITEMENT

DES

MALADIES CONTAGIEUSES

DE

L'APPAREIL GÉNÉRATEUR

Les maladies de l'appareil générateur, plus connues sous le nom de **maladies vénériennes**, se divisent en trois grandes classes : la *syphilis*, la *chancrelle* et la *blennorrhagie*. A côté de ces trois maladies principales, se trouvent quelques affections secondaires, purement inflammatoires, dont la contagion est tout au moins discutée, si tant est qu'elle existe, et dont nous ne pouvons nous dispenser de parler en raison de leur siège à la région génito-anale. Ce sont, notamment, l'*uréthrite simple* et l'*herpès génital :* nous y ajouterons les *végétations,* sans oublier la *gale* et la *phtiriase pubienne,* purement parasitaires, mais bien rares en dehors des relations sexuelles. D'autres affections inflammatoires ou virulentes, seront étudiées en tant que complications des maladies sus-dénommées ou de leur traitement : ce sont l'adénite inguinale ou *bubon,* l'*orchi-épididymite,* la *cystite,* la *métrite* et l'*arthrite blennorrhagiques ;* l'*ophthalmie purulente,* la *balanite,* la *stomatite,* etc. Pour chacune

1

des affections d'origine sexuelle, nous serons très sobre de détails concernant leur nature et leur symptomatologie que, pour justifier notre titre, nous devons supposer connues. Cela posé, nous entrons en matière.

1

LA SYPHILIS

Classification. — Évolution de la syphilis réduite à deux périodes. — Traitement général de la syphilis. — Agents thérapeutiques : mercure, iode, toniques. — Voies d'absorption du mercure. — Préparations mercurielles. — Fumigations, emplâtres, frictions, solutions, sirops, pilules. — Injections sous-cutanées de sels hydrargyriques solubles. — Méthode de Scarenzio : injections massives, intramusculaires, de sels mercuriques insolubles. — Discussion des divers procédés thérapeutiques, anciens et nouveaux. — Voies d'absorption de l'iode. — Préparations iodurées. — Choix d'une préparation : indications du mercure et de l'iodure. — Hygiène et médication tonique. — Hydrothérapie et traitement hydro-minéral. — Traitement local des syphilides : préparations appropriées aux divers symptômes. — Vue d'ensemble sur le traitement de la syphilis en général et direction de ce traitement. — Traitement de la syphilis héréditaire.

Ceux qui ont lu notre historique, *La syphilis à travers les âges* (1), connaissent à peu de chose près tout ce qu'il est possible de savoir concernant l'origine et l'histoire de la vérole : nous n'avons donc plus à nous occuper des essais thérapeutiques dirigés depuis 400 ans contre cette redoutable affection. Nous nous bornerons, après avoir indiqué le traitement

(1) Complet en 2 volumes, vendus ensemble ou séparément. Tome I : *La syphilis chez les anciens*; Paris 1890. — Tome II : *Le « gros mal » du moyen âge et la syphilis actuelle* (Moyen âge et temps modernes) ; Paris 1894 (*Note de l'éditeur*).

d'ensemble, à résumer la marche de la maladie, en étudiant au fur et à mesure quelle est la médication spéciale qui convient à chacune de ses périodes.

Ici se place tout naturellement une question qui a son intérêt : nous voulons parler de la classification des diverses phases que l'on peut considérer dans l'évolution de l'entité morbide appelée « syphilis ». Il paraît que l'ancienne division classique et universellement connue en 3 périodes, *primitive, secondaire, tertiaire*, a cessé de plaire à certains auteurs qui la trouvent fausse. Soit : mais alors qu'arrive-t-il ? c'est que chacun propose la sienne — qui souvent ne vaut pas mieux — et le résultat *pratique* est une confusion inextricable.

Non pas que nous veuillons attaquer de parti pris les nouvelles classifications proposées : certaines sont basées sur l'anatomie pathologique et assurément plus vraies en théorie. C'est ainsi que M. Lancereaux tend à réduire l'évolution de la syphilis à 2 périodes ; 1° la syphilis primitive : 2° la syphilis consécutive. La SYPHILIS PRIMITIVE comprendrait elle-même 2 phases : *l'incubation* et la *détermination morbide*. La SYPHILIS CONSÉCUTIVE se décomposerait à son tour en *phase virulente* et en *phase destructive*. Tout cela est parfaitement rationnel ; mais un changement aussi radical doit forcément amener, dans la pratique, des confusions journalières que nous allons examiner et dont notre savant Maître ne peut manquer d'être frappé.

« Supposez un étudiant, non pas de 2e année, mais de 4e ou de 5e, entrant dans un service de médecine où la nouvelle théorie serait en honneur. Cet étudiant, ayant vu par ci par là quelques syphilitiques, a retenu que la maladie, selon son âge, peut se présenter sous trois formes générales. Or, il peut entendre le Chef du service dire à propos d'un malade : « Messieurs, voici un accident de la première période, type superbe de la 2ᵉ phase ». Bon ! pensera le néophyte, c'est un accident secondaire ; et il restera tout ahuri devant un chancre induré. Il ne sera pas moins déconcerté en entendant appliquer l'expression générale « destructive » à une phase qui, à côté d'une nécrose des os du nez et d'une perforation de la voûte palatine, comprendra aussi les exostoses et certaines syphilides cutanées tardives qui ne sont pas toujours — tant s'en faut ! — suivies d'ulcérations.

Puisque le vent est aux réformes, nous ne demandons pas mieux que d'accepter la division en 2 périodes pour l'évolution de la syphilis ; mais nous proposerons aussi notre classification. Toutefois, nous nous efforcerons de donner satisfaction aux théoriciens novateurs, et d'éviter la confusion pour les praticiens à qui suffisait l'ancienne division.

Nous dirons donc, sous notre seule responsabilité, qu'on peut distinguer *deux grandes périodes* bien tranchées dans la marche de la syphilis, et que cette maladie comprend trois phases dans son évolution.

La première période, ou PÉRIODE CONTAGIEUSE, correspond aux deux premières phases, la *phase locale* et la *phase générale*. La deuxième période, ou PÉRIODE ORGANIQUE, ne comprend qu'une seule phase, la *phase viscérale*.

PREMIÈRE PÉRIODE

I. *Première phase* ou *phase locale*. — C'est la première manifestation de la maladie, le ou les chancres, avec les caractères que nous connaissons et que nous rappellerons plus loin. Nous continuerons à nous servir, dans le langage ordinaire, du terme classique d'*accident primitif*, lequel a l'avantage d'être compris de tout le monde. Cette phase est transitoire, souvent fugace : la syphilis acquise s'installe. — Nous ne voyons pas la nécessité de faire, dans la pratique, une catégorie à part pour l'incubation qui est purement virtuelle.

II. *Deuxième phase* ou *phase générale*. — Le virus a envahi le torrent circulatoire et se dissémine. C'est une effervescence toute à la surface (peau et muqueuses), une phase éruptive et surtout végétante : la maladie jette son feu. Il y a grand intérêt à conserver à ces syphilides leur nom *d'accidents secondaires*, compris partout.

DEUXIÈME PÉRIODE

Phase viscérale ou *troisième phase*. — Elle s'attaque de préférence aux gros viscères, aux os, aux muscles, etc. ; nous appellerons ces lésions *accidents tertiaires* pour ne pas changer les habitudes. Ces accidents consistent en une sorte de dégénérescence pouvant aller jusqu'à la destruction : elle n'est dangereuse que pour le syphilitique.

D'une manière générale, on peut dire que la syphilis tertiaire s'attaque à tous les tissus, sauf à l'élément nerveux qui paraît échapper à cette loi générale. M. Lancereaux nous répétait encore en 1894 : « La syphilis a cela de remarquable qu'elle touche à tous les tissus de l'économie, mais jamais à la cellule nerveuse ». Nous ne prétendons pas nier les gommes du cerveau et de la moëlle épinière, ainsi que les autres productions syphilitiques développées dans le tissu cellulaire du système nerveux ; mais ces tumeurs agissent à la façon de toutes les tumeurs par compression d'abord : elles peuvent désorganiser ensuite, mais il n'y a toujours là qu'une action de voisinage, et l'on ne saurait, sans témérité, ajouter l'épithète « syphilitiques » aux symptômes qui en résultent. Ce qui veut dire, en bon français, qu'il n'y a pas plus d'ataxie, d'épilepsie surtout ou d'hystérie syphilitiques, qu'il n'y a de syphilis d'origine ataxique, épileptique ou hystérique (1).

Certes, nous connaissons l'objection habituelle : les statistiques démontrent que la syphilis existe chez 80 0/0 des ataxiques. A-t-on relevé aussi le

(1) Les recherches anatomo-pathologiques et histologiques de Charcot, de MM. Lancereaux et Cornil — pour ne citer que les auteurs les plus marquants — ont prouvé que les lésions de la moëlle dans l'ataxie, chez les syphilitiques, étaient celles de tous les ataxiques ; les malades syphilitiques qui ont succombé dans le cours d'attaques épileptiformes n'ont pas présenté de lésions spéciales, pas plus que les épileptiques, d'ailleurs. Quant à l'hystérie, qui n'a certes pas besoin de la syphilis pour se développer, nous attendrons, avant de la déclarer syphilitique, chez les vérolés, qu'on nous montre son microbe : nous nous engageons à comparer alors celui-ci avec le syphilococcus pour tâcher de découvrir leurs liens de parenté.

pourcentage des alcooliques ? Que la syphilis, comme toutes les maladies débilitantes, mette le malade en état d'infériorité notable, d'accord ; le système nerveux a par cela même moins de résistance, et il n'y a rien d'étonnant à ce qu'une ataxie, une épilepsie ou une hystérie qui couvent viennent à éclater. La syphilis peut aussi précipiter l'éclosion d'une phtisie latente : dira-t-on que tous les tuberculeux sont d'anciens syphilitiques ? Nous espérons que non. A notre humble avis, l'ataxie locomotrice reconnaît comme causes occasionnelles l'alcool et, si l'on veut, la syphilis ; comme cause fondamentale, les *excès vén'riens* (coït ou masturbation) et peut-être l'hérédité. On oublie un peu trop que ceux qui mènent une vie de débauche continue, les noctambules qui se livrent à tous les excès de femmes et de boissons, ont à peu près tous — sinon tous — la syphilis. Or, comme c'est parmi ces candidats aux affections des centres nerveux que se recrute la presque totalité des ataxiques, il n'est pas difficile de leur trouver des antécédents syphilitiques. Il n'y a qu'une chose qui m'étonne, c'est qu'on puisse parfois trouver des tabétiques ayant échappé à la vérole. Il serait intéressant de rechercher si ces exceptions ne coïncident pas avec la sobriété du sujet : le tabès serait alors imputable à une sorte de fatalité héréditaire ou autre.

La classification — purement artificielle — que nous avons proposée se résume donc dans le tableau ci-contre :

<table>
<tr><td rowspan="2">A. Période contagieuse</td><td>1. Phase locale.
(Accident primitif)</td></tr>
<tr><td>2. Phase générale.
(Accidents secondaires)</td></tr>
<tr><td>B. Période organique. —</td><td>3. Phase viscérale.
(Accidents tertiaires)</td></tr>
</table>

Oh ! je sais bien qu'on va me faire une foule d'objections. Tout d'abord on me demandera où je vais caser les syphilides tertiaires précoces qui se montrent dans le cours de la seconde phase et quelquefois même dans la première. Je répondrai que ce sont des exceptions qu'on ne rencontre pour ainsi dire que dans la syphilis dite *maligne*, et que leur nom de *précoces*, généralement admis, est très suffisant. Puis, je poserai à mon tour une question. Tous les syphiligraphes ont pu voir comme nous des roséoles — même des syphilides papuleuses — pointer sur la face ou ailleurs, bien avant la cicatrisation de l'accident primitif : que devient alors la division en syphilis *primitive* et syphilis *consécutive* ? où est la ligne de démarcation entre les deux étapes ? Vous voyez bien qu'il n'y a pas de classification parfaite !

On se rabattra ensuite sur la fameuse période de *transition* où fusionnent en quelque sorte les accidents secondaires et tertiaires, et l'on m'objectera que là aussi toute délimitation est impossible. Sans doute, mais qu'importe ? les phénomènes secondaires, à mesure qu'on avance, perdent tous les jours de leur virulence ; et quelques symptômes tertiaires commencent à se montrer avant que les signes propres à la seconde phase aient définitivement disparu. C'est ce qui se produit à la frontière des contrées voisines qui n'ont pas un océan ou un bras de mer pour les délimiter : on y observe certains types de la végétation des deux pays. Il en est de même pour les accidents secondo-tertiaires, appelés aussi *accidents de transition*, et qui présentent des caractères communs aux deux périodes. Au surplus, comme nous l'avons dit, notre classification est artificielle ; toutefois nous la conserverons, faute d'en connaître une qui réponde à tous les *desiderata*.

La syphilis, étant une affection constitutionnelle, réclame un traitement général ; en outre, à chacune de ses différentes manifestations extérieures répond un traitement local particulier. Le traitement général, s'adressant au virus, est basé sur des règles à peu près fixes qui suffisent dans la majorité des cas. Le principe, lui, est immuable : seule, la forme du médicament change selon les périodes de la maladie et les indications spéciales qui peuvent se présenter. Nous étudierons tout de suite cette question au point de vue général ; quant au traitement local, si variable, nous l'indiquerons pour chaque cas particulier, comme nous l'avons dit, en passant en revue les différentes phases. Nous signalerons en même temps les modifications que peut parfois subir le traitement interne chez certains malades et à certaines époques de leur syphilis.

A. TRAITEMENT GÉNÉRAL

Le traitement qui s'adresse à l'économie tout entière est de beaucoup le plus important, puisqu'il pourrait suffire à la rigueur. Or, quel est ce traitement ? Il se compose de trois sortes d'agents thérapeutiques principaux qui n'ont aucune espèce de similitude entre eux. Ce sont :

1° le *mercure*, seul spécifique ;

2° l'*iode*, médicament résolutif ;

3° les *toniques*.

Les toniques, auxquels on peut ajouter l'*hygiène*, ne sont que des adjuvants.

Or, ces agents thérapeutiques ne sauraient être administrés d'une façon aveugle : autrement l'étude de la syphilis serait absolument inutile. Il suffirait, une fois le diagnostic posé et indiscutable, d'ouvrir le premier ouvrage venu concernant la pathologie générale, pour y trouver que le traitement consiste en mercure, iode et toniques. C'est malheureusement ce qui arrive dans les grandes villes où le moindre médicastre — sans compter le pitre de l'urinoir — s'improvise syphiligraphe du jour au lendemain. Le mercure et les sirops *dépuratifs (I)* iodurés sont administrés à tort et à travers : si le malade en souffre du moins la caisse ne s'en porte pas plus mal et le but est atteint.

Mais, quelque ingrate que puisse être la tâche qui consiste à désabuser neuf personnes sur dix, nous irons jusqu'au bout, persuadé que nous sommes d'être utile au moins à quelques-uns. Nous dirons avant tout — et il faut bien se pénétrer de cette idée — que le traitement de la syphilis n'existe pour ainsi dire pas : on ne doit se préoccuper que du traitement des *syphilitiques*, et celui-ci est presque aussi variable que les cas de syphilis eux-mêmes. Ce n'est pas à dire qu'il n'y ait une base fondamentale servant de point de départ aux applications thérapeutiques. Bien au contraire, le principe — nous le répétons — est immuable ; or, tout l'art du spécialiste consiste à faire un emploi judicieux des innombrables méthodes qui partent de ce principe. C'est ce que nous allons examiner en détail.

I. Mercure.

L'accord est fait maintenant sur l'utilité du mercure, et il est universellement admis que ce métal est le *seul* agent thérapeutique ayant véritablement une action directe contre la syphilis. Il est donc entendu qu'on le doit employer ; mais comment faut-il l'administrer aux malades ?

Il y a deux points à examiner :

1° A quelles époques et pendant combien de temps on donnera le mercure ;

2° Sous quelle forme le médicament devra être prescrit.

a. Dès le premier point commence la controverse. Certains auteurs — et nous sommes de cet avis — veulent qu'on le donne à la première phase, aussitôt que le diagnostic a pu être fait ; d'autres préfèrent attendre l'apparition des accidents secondaires qui sont le critérium de la maladie (42 jours après le chancre).

Ces derniers donnent comme raison que, tant que les syphilides de la seconde phase n'ont pas paru, on ne peut affirmer que le chancre soit infectant. Il y a du vrai dans cette assertion. Toutefois nous répondrons que les cas où le dignostic reste incertain sont en somme assez peu fréquents ; qu'il y a des syphi-

lis, moins rares qu'on ne croit, où la période secondaire fait totalement défaut ; enfin que, le malade
eût-il pris inutilement du mercure pendant 2 ou 3
mois, le malheur ne serait pas bien grand. Il y a un
certain avantage, au contraire, à commencer le traitement tout de suite, car le malade *qui prend quelque chose* est, sinon à moitié guéri — ce serait beaucoup dire, — du moins très réconforté par cela même.
Le qualificatif d'*altérant*, qui est accolé au mercure,
en thérapeutique, ne peut entrer en comparaison,
au point de vue dépressif, avec les effets de l'hypo-
chondrie : il faut compter aussi avec l'anxiété crois-
sante d'un patient qui attend six semaines ou 2 mois
pour être fixé sur son sort, sans avoir au moins une
pilule à prendre. Vous me direz qu'il y a le *mica
panis*, l'*acide oxhydrique* concentré, le *protoxyde d'hy-
drogène*, etc. ; mais vous pourrez, par malheur, tomber sur un chimiste qui vous demandera si vous
vous moquez de lui, et vous dira qu'il n'a que faire
de pilules à base de *mie de pain* et d'*eau claire*. Il
vous traitera de..... d'*homœopathe*, et vous n'aurez
rien à répliquer.

Il est donc préférable de commencer tout de suite
le traitement mercuriel dès que le chancre vous paraît infectant. Ce traitement devra être continué
pendant des années, avec des intermittences, mais
en le subordonnant aux accidents présentés par le
malade, car tout est là.

La période de virulence de la syphilis variant de
5 à 8 ans — rarement moins, quelquefois plus —
c'est surtout pendant ce laps de temps qu'il faut
surveiller de près son malade et appliquer le traitement d'une façon méthodique et appropriée à son

cas particulier. Il est évident qu'on ne traitera pas d'une façon aussi énergique, aussi rigoureuse et pendant aussi longtemps, un syphilitique porteur d'accidents légers, que celui qui est atteint d'une syphilis maligne. Entre les deux extrêmes, il y a toutes les gradations qui réclament leur traitement spécial, et il faut savoir — soit dit sans paradoxe — qu'il y a certaines étapes dans la syphilis où le remède serait pire que le mal. C'est au praticien exercé à discerner l'opportunité de la médication : nous reviendrons sur ces différents points. Mais pour la syphilis ordinaire, les cas moyens, c'est-à-dire la majorité de ceux que nous observons tous les jours, nous pouvons indiquer la ligne de conduite généralement adoptée, sauf modifications commandées par les circonstances. Nous y ajouterons nos remarques personnelles.

Quelle que soit la forme sous laquelle on croie devoir administrer le mercure, il est de toute nécessité de laisser au malade des intervalles sans médication pendant lesquels l'organisme se repose — et l'estomac aussi, quand il s'agit du traitement interne. Il est démontré que l'action de l'hydrargyre continue plusieurs jours — quelques semaines parfois — après que le malade a cessé l'usage du médicament. Certains auteurs, s'inspirant un peu trop de la doctrine de Ricord, veulent qu'on donne le mercure à des doses que nous considérons comme excessives : il y a même un des grands élèves du Maître qui ne craint pas d'avancer — et les petits le répètent — que, dans *toute* syphilis, on n'obtiendra aucune action efficace au-dessous des proportions qu'*il* (lui, l'élève, pas Ricord) a établies. Or, les doses généralement admises sont d'un bon tiers moins fortes et agissent tout de même.

Ici se place la grosse question de l'iodure. Certains syphiligraphes le donnent, associé à l'hydrargyre (traitement mixte), dès le commencement de la seconde année et quelquefois même dans le courant de la première. Nous ne saurions partager leur manière de voir : il est rare que nous commencions le traitement ioduré — si toutefois le besoin s'en fait sentir — avant la troisième année, et sans abandonner pour cela le mercure que nous redonnons chaque fois que cela nous paraît nécessaire. L'iodure, administré trop tôt, ne peut que contrarier l'action de l'hydrargyre : « l'iodure défait ce que le mercure a fait », nous disait à ce propos un de nos maîtres, et il a parfaitement raison. Nous ajouterons même que l'iode ne sert qu'à donner aux syphilides, dans la période secondaire, un développement qu'elles n'auraient pas eu sans cela. Nous n'hésitons pas à affirmer aujourd'hui cette proposition que nous avons présentée en 1890 sous forme d'hypothèse (1). Or, nous nous expliquons très bien aujourd'hui le mécanisme de cette production, en apparence exagérée, des syphilides secondaires sous l'influence de l'iode. Elles évoluent presque aussi librement que si le malade ne prenait pas de mercure. Un fait bien simple démontre que les préparations iodurées neutralisent l'action de l'hydrargyre dans une certaine mesure : c'est que le meilleur médicament qu'on puisse donner aux ouvriers atteints de nécrose du

____

(1) Buret. *La syph. aujourd'hui et chez les anciens*; Paris, 1890, chap. I, p. 23.

maxillaire inférieur par suite de l'absorption des vapeurs mercurielles, est l'iode et ses composés. C'est par les iodures, en effet, qu'on traite ces nécroses trop fréquentes dans les mines où l'on extrait le mercure et dans les usines métallurgiques où on le manipule journellement. L'hydrargyrie en général, quels que soient les symptômes sous lesquels elle se manifeste (tremblement, cachexie, etc.), est traitée par l'iodure de potassium à la dose journalière de 1 à 3 grammes (Jaccoud).

Certes il y a des cas où l'iodure est formellement indiqué dans la première année et même pendant l'accident initial ; alors, nous n'hésitons pas à le prescrire. Il rend des services dans les cas de scléroses artérielles d'origine syphilitique, dans les cas de gommes spécifiques, surtout au moment de l'élimination de leur contenu, etc. Nous ne prétendons pas proscrire ce médicament, mais bien nous élever contre la fatale tendance qui pousse à le donner à tort et à travers, avec l'idée fausse qu'il ne peut jamais être nuisible.

Pour nous résumer, nous dirons que l'on institue en général — pour le syphilitique présentant des accidents — le traitement mercuriel de la façon suivante :

Pendant les trois premiers mois, le malade prend son traitement à peu près sans interruption, à moins d'intolérance gastrique ou autre ; il se repose un mois et termine l'année en faisant suivre deux mois de traitement d'un mois de repos. Dans la seconde année, il y a six mois de traitement et six mois de repos intercalés, ainsi que dans la troisième, où figurent quatre mois de traitement mixte. Dans la quatrième, six mois d'iodure alternent avec six mois de repos, dont deux ou trois sont utilisés pour la médication sulfureuse par les bains. Pour les années suivantes, on se borne à un traitement de précaution qui consiste en deux mois d'iodure au printemps et autant à l'automne. Ce qui n'exclut pas la surveillance du malade sur lui-même, s'il y pense, et du médecin sur le malade, si celui-ci se montre à des époques régulières et ne s'endort pas dans une sécurité le plus souvent illusoire (1).

Telles sont les grandes lignes du traitement classique — nous ne voulons pas dire par là que ce soit le nôtre — modifiable selon les circonstances : hâtons-nous d'ajouter que le praticien le modifiera presque toujours, tellement sont variables les manifestations de cette maladie si banale en apparence et si complexe en réalité, qui a nom VÉROLE. Toutefois, comme ce petit livre n'a pas d'autre ambition que d'être un aide-mémoire du praticien, nous croyons utile de reproduire ici, à titre de document pour ceux qui verraient avantage à le consulter, le tableau d'ensemble (un peu modifié) généralement proposé pour le traitement des quatre premières années de la syphilis. Les abréviations se traduisent ainsi : Hg = mercure ; R = repos ; I = iodure ; S = Bains sulfureux.

(1) Certaines manifestations passant inaperçues du malade ou lui paraissant insignifiantes, réclament néanmoins un traitement. Par contre, il ne faudrait pas droguer quand même un malade qui ne présenterait aucune lésion syphilitique, dans le seul but de se conformer aux indications du tableau reproduit ci-après. Ce dernier n'est qu'un guide général, forcément aveugle, et qui ne peut servir pour tous les cas particuliers.

MOIS	1er	2e	3e	4e	5e	6e	7e	8e	9e	10e	11e	12e
1re année	Hg	Hg	Hg	R	Hg	Hg	R	Hg	Hg	R	Hg	Hg
2e année	R	R	Hg	Hg	R	R	Hg	R	Hg	R	Hg	R
3e année	Hg/I	Hg/I	R	R	Hg/I	Hg/I	R	R	Hg	Hg	R	R
4e année	I	I	R/S	I	I	R	R/S	I	I	R	R/S	I

Tout cela sans préjudice de l'hygiène, dont nous reparlerons, et des toniques qu'on devra donner au début.

Ajoutons encore — et nous ne saurions trop le répéter — que ce tableau n'est qu'un reflet des méthodes actuellement en cours, et ne saurait devenir le bréviaire du praticien. Nous n'approuvons pas, pour notre part, cette façon fantaisiste d'administrer l'iodure d'après un calendrier, sans s'inquiéter si le malade en a réellement besoin : et encore, dans certains tableaux, on commence le traitement mixte dès la seconde année ! Nous dirons également que le traitement mercuriel lui-même ne saurait s'adresser, compris ainsi, qu'au malade porteur d'accidents visibles, palpables, et qu'il importe d'atteindre dans leur évolution. On sait que les manifestations virulentes de la syphilis se traduisent surtout par une prolifération : or, c'est contre cette prolifération que le mercure doit être dirigé, principalement à la période secondaire. Son action contre le virus lui-même est bien contestable — si tant est qu'elle existe — et l'on devra être très sobre de préparations mercurielles envers un syphilitique *qui n'a rien*, dans le sens symptomatologique du mot. En d'autres termes, le traitement dit « de précaution » dans les périodes d'accalmie, risque souvent d'affaiblir le malade. « Le patient, disait M. Lancereaux dès 1863, est déjà bien assez malheureux d'avoir contracté la syphilis, sans qu'on vienne encore lui infliger le mercure dans les moments où le besoin ne s'en fait pas sentir (1). » Il y a du vrai dans cette boutade, car il est certain que le malade se trouvera bien mieux, à ces époques-là, d'un traitement tonique, d'une bonne hygiène et du séjour au grand air, si possible. Par bonne hygiène, nous entendons, outre les soins de propreté, les bains, le confortable, etc., la proscription absolue de tous les excès et *l'horreur de l'alcool*. Mais il est vrai qu'il ne faut pas trop demander, car si l'on pouvait anéantir la syphilis, faire disparaître l'alcool et empêcher les excès, la pathologie se trouverait réduite du même coup au quart — peut-être même au dixième — de ce qu'elle est actuellement.

Au malade bien constitué, nous n'hésitons pas à

(1) M. Lancereaux ne donne pas d'hydrargyre dans les syphilis très bénignes, pas plus que dans celles où, après quelques symptômes traités et disparus, le malade reste indemne pendant de longues années. Malgré toute l'estime scientifique que nous professons pour notre savant maître, nous ne nous croyons pas autorisé à laisser toujours sans traitement — et par principe — un malade chez lequel sommeille une syphilis avérée. Cette question, fort délicate, ne pouvant être tranchée d'un mot, nous nous proposons d'y revenir.

conseiller les bains de vapeur dès le début de la 2ᵉ phase. Cette médication a deux buts. Le premier est de nettoyer la peau, d'activer la circulation, les fonctions nutritives et l'élimination des matériaux excémentitiels par les glandes sudorales. Le second est de favoriser les éruptions cutanées, en un mot, de faire jeter au virus tout le feu qu'il peut donner. Très utiles aussi sont les bains sulfureux, à la fois toniques et excitants. Certains auteurs — Martineau était de ceux-là — proscrivent les bains sulfureux à cette période, parce qu'ils craignent les poussées du côté de la peau. Nous ne partageons pas cette manière de voir : bien au contraire. Loin de les craindre, nous favorisons le plus possible les manifestations cutanées de la syphilis à la 2ᵉ phase, car nous sommes persuadé que les lésions tertiaires, s'il en vient, seront d'autant moindres que les accidents secondaires auront mieux évolué.

En effet, au point de vue pronostique, qu'est-ce que le chancre infectant ? moins que rien, 99 fois sur cent. Que sont les accidents secondaires ? des efflorescences ennuyeuses, c'est possible, mais jamais dangereuses pour celui qui les porte. La contagion est la seule conséquence à redouter, car tous ces accidents vont, viennent et finissent par disparaître, le plus souvent sans laisser de trace (1). Bien autres sont les accidents tertiaires qui laissent presque

---

(1) Certaines syphilides papulo-hypertrophiques laissent, sur la peau, après leur disparition, quelques taches visibles pendant un certain temps, mais qui finissent par disparaître à la longue. Quant aux manifestations secondo-tertiaires, celles de la langue notamment, il est rare qu'elles ne laissent pas une cicatrice parfaitement appréciable.

tous une cicatrice. C'est que, dans le premier cas, il y a une prolifération qui s'éteint soit d'elle-même, soit sous l'influence de la médication ; tandis que, dans le second cas, il y a une *lésion anatomique* qui évolue et se termine le plus souvent par une *destruction*. Or, c'est cette lésion anatomique qu'il importe surtout de soigner, et le plus vite possible, car celle-là n'a pas de tendance à guérir spontanément. Là, l'iodure est indiqué, et il faut souvent recourir en outre à une mercurialisation intensive.

β. Nous arrivons au second point à examiner, la forme sous laquelle on peut administrer le mercure.

Il y a trois façons principales de faire absorber ce médicament : 1° par la peau ; 2° par le tube digestif ; 3° par les tissus sous-cutanés. Ceux qui ont lu notre dernière publication (1), connaissent à fond l'historique de tous ces procédés : nous n'avons donc pas à y revenir. Nous nous bornerons à rappeler que la voie cutanée fut adoptée tout d'abord et qu'on employa au moyen-âge les frictions à l'onguent napolitain et les onctions avec des liniments mercuriels — dont on abusa — puis les lotions à base de sublimé et les emplâtres hydrargyriques. Ensuite quelques médecins proposèrent les fumigations de cinabre, procédé à peu près abandonné de nos jours et que les Chinois paraissent être les seuls à avoir conservé (2). Sous François Ier, on essaie la voie stomacale, et

(1) F. Buret. *Le « gros mal » du moyen-âge et la syphilis actuelle* ; Paris 1894.

(2) A l'époque où nous écrivions ces lignes (1893), les fumigations de cinabre n'étaient employées à l'hôpital Saint-Louis que

le roi inaugure en France, vers 1540, les premières pilules mercurielles. Enfin, vers 1864, Scarenzio entreprend d'administrer les sels mercuriques par la voie sous-cutanée : nous allons examiner en détail ces diverses méthodes.

a. VOIE CUTANÉE

De nos jours, le traitement mercuriel classique basé sur l'absorption cutanée, se résume à peu près dans deux préparations : l'onguent napolitain et l'emplâtre de Vigo. Les autres sont plus ou moins connues et n'ont pas la notoriété universelle dont jouissent les deux premières. Quelques-unes, toutefois, d'importation récente, ne manquent pas de valeur : nous en parlerons plus loin.

L'onguent napolitain ou onguent mercuriel double, que tout le monde sait être du mercure éteint dans l'axonge, est un excellent agent à condition qu'on sache le manier. Heureusement que nous ne sommes plus au temps où la salivation était considérée comme un but à obtenir dans la médication des syphilitiques ; on n'a plus à constater, dans la main des médecins prudents, ces stomatites effroyables qui tuaient les vérolés ou les rendaient infirmes, accidents souvent plus graves que la syphilis elle-même. Les balances de précision ont remplacé le pinceau du *graisseur de vérolé*, et certains malades commencent maintenant — même avant d'avoir été estropiés

comme parasiticide dans les cas de phtiriase : notre sympathique confrère, M. Balzer, médecin de l'hôpital Saint-Louis, vient de les remettre en usage contre certains accidents secondaires et s'en trouve bien.

— à douter du pouvoir illimité des guérisseurs sans diplôme.

Pour le traitement général, la quantité d'onguent mercuriel employée en frictions ne doit guère dépasser 5 grammes par jour, à moins d'indications particulières telles que la syphilis cérébrale, par exemple, où l'on pourra porter la dose jusqu'à 10 gr. Mais c'est à condition de bien surveiller le malade et d'être prêt à diminuer cette dose ou même à suspendre l'usage du médicament s'il survenait des accidents d'intoxication hydrargyrique. Pour les cas ordinaires de la pratique courante où l'emploi de l'onguent napolitain nous paraît indiqué, nous nous en tenons à la formule suivante :

> ℞. Onguent napolitain.................. 60 gr.
> Baume du Pérou.................... 5

M. S. A. et divisez en 15 cartouches. — Employer une des cartouches en frictions, tantôt à la saignée des bras, tantôt aux jarrets, le soir en se couchant. (Une friction bien faite doit durer 15 ou 20 minutes.)

De cette façon le malade ne peut absorber plus de 4 grammes d'hydrargyre par jour, en admettant que la totalité pénètre dans l'organisme. De plus, nous lui recommandons de prendre quotidiennement 8 à 10 pastilles *comprimées* (blanches) de chlorate de potasse (1). Quelques malades font ce traitement pendant quinze jours sans le moindre signe de stomatite, mais il est rare que la salivation ne paraisse pas vers le dixième jour. Alors on fait suspendre

____

(1) Les pastilles roses ne contenant guère que du sucre, la quantité de chlorate de potasse absorbée serait insignifiante.

l'usage de l'onguent, pendant quelques jours, quitte à le prescrire de nouveau un peu plus tard. Dans les cas où il est nécessaire d'agir vite, on fait recommencer les frictions après un repos de 24 heures, et l'on ajoute aux pastilles la potion suivante :

$\qquad$ 4. Sel de Berthollet.................... 10 gr.
$\qquad$ Sirop de groseilles............... 60
$\qquad$ Aqua fontis 90
F. S. A. — 3 cuillerées à potage par jour.

Le traitement par les frictions est excellent ; c'est un des plus fidèles et des plus actifs de notre arsenal thérapeutique : n'oublions pas toutefois que l'organisme s'habitue assez vite aux remèdes et que — surtout en vénéréologie — il est souvent nécessaire de *varier ses moyens d'action*. Il serait peut-être imprudent d'employer les frictions d'une façon inconsidérée, car, en les appliquant indifféremment aux syphilis bénignes et aux malignes, on risquerait de se trouver désarmé, à un moment donné, en face d'une vérole qui aurait paru insignifiante pendant ses premières phases. N'oubliez pas, soit dit en passant, que les frictions n'agiront jamais aussi bien, chez un malade, que la première fois où vous les ferez employer : il est donc bon de les réserver pour certains accidents graves ou rebelles. La même observation s'applique aux injections dont nous parlerons plus loin.

Il y a une autre raison pour ne pas prescrire ce médicament sans intention bien définie : c'est qu'il présente certains inconvénients dans son application. En effet, ce qu'un célibataire exécutera facilement dans sa chambre à l'heure où il se couche, un homme marié, qui *ne paraît pas malade*, ne pourra le faire sans provoquer des questions embarrassantes, même en lui supposant la femme la moins curieuse du monde. Tandis que, si l'état du patient a nécessité la visite du médecin, celui-ci a toujours une explication plausible à donner à l'entourage, et les choses les plus bizarres cessent d'étonner.

Toutes ces réserves faites, nous répéterons que le traitement par les frictions est très bon, souvent héroïque, et que ce serait *une faute* que de le récuser de parti pris, comme le font certains syphiligraphes en raison des difficultés que son application peut quelquefois présenter dans la pratique.

L'emplâtre de Vigo — de même qu'une foule de pommades à base des différents sels hydrargyriques — étant employé d'une façon plutôt locale, nous étudierons plus loin ses indications.

On a essayé également les *frictions au calomel*. Pour rendre la poudre adhérente, on la tient en suspension dans un véhicule spécial, la *traumaticine*, dont l'idée première est due à Péroni. La traumaticine est de la gutta-percha (1 partie) dissoute dans le chloroforme (9 parties). On opère le mélange dans les proportions suivantes :

℞. Traumaticine .... 10 gr.
Colomel............................... 3

F. S. A.

Notre savant confrère et ami le Dr Jullien, chirurgien de Saint-Lazare, y emploie couramment ce procédé qui lui donne de bons résultats dans les cas ordinaires. Moins sale que l'onguent napolitain, la traumaticine au calomel peut rendre des services dans certains cas où l'estomac refuse absolument les mercuriaux.

Le calomel est absorbé puisque sa présence est décélée dans les urines. La seule stomatite que M. Jullien ait constatée était prévue, puisque notre confrère a fait tout ce qu'il fallait pour obtenir ce résultat : il voulait acquérir la preuve que le calomel pénétrait réellement dans l'économie.

Citons encore l'emplâtre au calomel de Quinquaud, dont voici la formule :

> ♃. Emplâtre diachylon des hôpitaux.... 3 kil.
> Calomel à la vapeur..... .... 1 —
> Huile de ricin........... .... 0.300 gr.
> M. S. A.

On savonne la peau au niveau de la région splénique, et on y place un décimètre carré de ce diachylon qu'on laisse huit jours ; on cesse pendant huit autres jours, puis on recommence l'application et ainsi de suite.

Les fumigations, ainsi que nous l'avons dit, sont à peu près abandonnées de nos jours. Elles se font à l'aide du bisulfure de mercure, connu encore sous les noms de *cinabre* ou de *vermillon*, que l'on projette sur une plaque de fer suffisamment chauffée : le malade, placé dans une chaise fermée, reçoit les vapeurs. On peut se servir également du calomel. Dans certains pays, on dirige ces vapeurs, à l'aide d'un entonnoir, sur les exostoses et les ulcères syphilitiques. Le moyen n'a rien d'irrationnel en soi, bien qu'un peu primitif ; mais, outre qu'il n'est guère pratique en dehors de l'hôpital, on ne peut doser la quantité de mercure absorbée par le malade, et il y a de grandes précautions à prendre pour éviter l'inhalation pulmonaire des vapeurs hydrargyriques. On peut y recourir en désespoir de cause et après avoir épuisé inutilement la série des autres procédés.

Toutefois M. Balzer, médecin de l'hôpital Saint-Louis, a perfectionné dans ces derniers temps le traitement par les vapeurs de calomel et l'a rendu pratique. Voici le résumé de sa méthode :

L'appareil dont se sert M. Balzer est celui qui est employé en Angleterre : il est extrêmement simple. Il consiste en un tube de verre du calibre de 4 à 5 millimètres et effilé à l'une de ses extrémités, de façon à présenter une ouverture de 1 à 2 millimètres de diamètre. A l'autre extrémité, on adapte le tube de caoutchouc d'une soufflerie de thermo-cautère. En son milieu, le tube de verre porte un renflement sphérique de 3 centimètres de diamètre environ : c'est dans ce renflement qu'on place la substance à vaporiser et l'on chauffe avec la lampe à alcool. La longueur totale du tube est de 30 centimètres.

Quand on veut se servir de l'appareil, on introduit dans le tube 5 centigrammes de calomel que l'on fait glisser dans le renflement central et l'on chauffe, pas trop cependant, pour ne pas décomposer le calomel en mercure métallique et sublimé. Lorsqu'on voit se dégager des vapeurs blanchâtres, on presse sur la poire, et les vapeurs du calomel vont se déposer sur les points malades sous forme d'une pellicule blanchâtre, adhérente. Il est de toute nécessité de remettre du calomel frais chaque fois qu'on veut se servir de l'appareil, et de nettoyer le tube de temps en temps pour enlever les dépôts qui se sont faits sur les parois.

Les fumigations de calomel sont absolument indolentes. Lorsqu'on veut agir sur des syphilides amygdaliennes, il est indispensable d'inviter les malades à faire une large inspiration, à retenir l'air pendant les quatre ou cinq secondes que dure la fumigation, et à le renvoyer vivement aussitôt après pour chasser les vapeurs qui auraient pu s'égarer dans le larynx. Ces fumigations semblent être surtout efficaces contre les syphilides érosives et papulo-érosives en général, et, en particulier, contre celles de la région ano-génitale.

Mais tous ces procédés font surtout partie du traitement local. Nous citerons pour finir les bains de sublimé qui ont une action à la fois locale et générale : mais c'est principalement sur l'absorption du bichlorure que l'on compte lorsqu'on les prescrit. Ce moyen peut rendre des services et trouve surtout son indication dans les cas où prédominent les accidents cutanés (syphilides papuleuses, papulo-squameuses, pustulo-crustacées). Ce procédé présente toutefois quelques difficultés dans la pratique, car les bains de sublimé ne peuvent être pris que dans une baignoire en bois. Nous en reparlerons quand nous examinerons la question du traitement local.

b. Voies digestives

Inaugurée vers le milieu du XVIe siècle, la méthode stomacale est certainement la plus employée de nos jours, en France tout au moins. C'est la méthode courante. Les préparations mercurielles, administrées par l'estomac, sont présentées sous deux formes, liquide et solide. Sous la forme liquide, on emploie certains sels mercuriques en simple solution ou incorporés dans un sirop. Les préparations solides sont administrées en pilules, en bols, en tablettes, en pastilles, etc., et en poudre, alors sous forme de cachets.

1° *Forme liquide.* — La liqueur hydrargyrique la plus connue est sans contredit celle de Van Swieten ; c'est une solution au $\frac{1}{1000}$ de sublimé corrosif : chaque cuillerée à potage en contient 2 centigrammes. Elle ne mérite qu'un reproche : sa saveur désagréable. Nous avons vu des malades courageux qui, après avoir absorbé ce médicament à la dose ordinaire d'une cuillerée par jour pendant deux et trois ans, avec des intervalles de repos, ont éprouvé tout à coup un dégoût insurmontable. Toutefois, si le patient le supporte pendant quelque temps, ne fût-ce que six mois, c'est autant de gagné. La liqueur de Van Swieten ne doit pas être absorbée pure, ce serait atroce au goût. Ce traitement est économique et fort apprécié des petites bourses.

A la longue, le sublimé irrite l'estomac : il sera bon d'ajouter, à la liqueur de Van Swieten, un peu de laudanum de Sydenham, une à deux gouttes par cuillerée, ce qui peut se formuler ainsi, la cuillerée à soupe d'une solution aqueuse pesant 15 grammes environ :

> ♃. Liq. de Van Swieten.... 300 gr.
> Laudanum de Sydenham. XX à XL gouttes.

F. S. A. — Une cuillerée à potage dans un demi-verre d'eau ou de lait sucrés, avant l'un des repas.

2.

Pour les palais délicats, on aura recours au sirop suivant, que la plupart des malades acceptent assez volontiers :

    24. Bichlor. d'hydrarg........   0 gr. 25 centig.
     Alcool à 90°.............   25 gr.
     Sirop de codéine........   75 —
     Sirop de fleurs d'oranger 150 —

F. S. A. — Une cuillerée à potage dans un demi-verre d'eau.

Disons, une fois pour toutes, que le grand avantage des solutions consiste dans leur absorption plus rapide et surtout plus facile, quel que soit, d'ailleurs, le médicament prescrit.

Un autre sel hydrargyrique, le *biiodure de mercure*, est aussi employé en solution, mais associé à l'iodure de potassium : c'est la solution de Puche, à peu près oubliée aujourd'hui et remplacée par le *sirop de Gibert*, dont chaque cuillerée contient 1 centigr. de biiodure d'hydrargyre et 0 gr. 50 d'iodure de potassium. Ce sirop est très réputé, sans doute parce qu'il est commode à prescrire ; mais nous lui préférons, surtout lorsqu'il faut agir vite, les frictions mercurielles d'une part, et de l'autre, l'iodure de potassium en solution. On peut ainsi plus facilement varier à son gré les doses des deux agents thérapeutiques. En outre, il sera quelquefois préférable de donner les deux médicaments à intervalles séparés, un jour l'un, un jour l'autre, par exemple ; les effets sont bien plus rapides que si on les associe, car ils paraissent se contrarier réciproquement.

La formule du sirop de Gibert a été variée à l'infini : les éléments primordiaux, mercure et iode, restant les mêmes, mais à des doses différentes, chacun l'a agrémenté à sa façon en y ajoutant du sirop de saponaire ou de coquelicots, de la teinture de safran et autres ingrédients d'une innocence incontestable. Tout cela est de peu d'importance au point de vue thérapeutique, et l'on a le champ libre pourvu que l'on sache toujours ce que l'on fait et surtout ce que l'on veut faire.

Nous ne citerons que pour mémoire l'*éther mercuriel*, solution éthérée de sublimé au $\frac{1}{40}$, dont on donnait de 6 à 12 gouttes par jour, dans un véhicule convenable, aux syphilitiques nerveux ; puis l'*élixir antivénérien*, solution alcoolique de sublimé au $\frac{1}{500}$, avec piment, serpentaire, gaïac, etc., et qui n'est qu'une modification de la liqueur de Van Swieten : on en donnait 30 gram. par jour dans un litre de tisane de salsepareille. Il y eut même une teinture, à base de *cyanure de mercure*, dont on administrait de 10 à 30 gram. par jour dans un véhicule approprié. L'oubli s'est fait sur toutes ces préparations peu pratiques.

2° *Forme solide*. — Nous arrivons à la seconde façon de présenter le mercure, c'est-à-dire sous la forme solide. La solubilité n'étant plus indispensable, le mercure lui-même et tous ses composés ont été essayés. Nous ne nous attarderons pas à donner la formule de toutes les poudres, pastilles, tablettes, etc., voire même des biscuits à base d'hydrargyre ou de sels mercuriques, qui ont eu leur heure de célé brité et sont relégués maintenant au musée des antiques. Bien que le Codex reste encombré de tous ces vieux débris d'une pharmacopée d'un autre âge, nous laisserons aux amateurs le soin d'en exhumer les formules et de les prescrire si le cœur leur en dit. En d'autres termes, comme les mercuriaux, dans la syphilis, sont presque exclusivement administrés aujourd'hui sous la forme pilulaire — quand c'est par les voies digestives — nous ne nous occuperons que de la composition des pilules.

Nous avons tout d'abord les pilules mercurielles à base, soit d'hydrargyre métallique, soit d'onguent napolitain. De ce nombre sont les *pilules de Belloste*, composées de mercure (0 gr. 05), de scammonnée, d'aloès, de rhubarbe et de poivre noir, et les *pilules de Sédillot*, contenant de la pommade mercurielle (0 gr. 12) et du savon médicinal. Les pilules mercurielles simples du Codex sont composées d'hydrargyre trituré avec de la conserve de roses et de la poudre de réglisse. Il y en a encore d'autres, mais nous ne citons que les principales.

A toutes, nous ferons le même reproche : elles produisent trop rapidement la stomatite (1). En 1878, Martineau, dans son service de Lourcine, donnait indistinctement la liqueur de Van Swieten à toutes ses malades syphilitiques : je ne me rappelle pas avoir constaté un seul cas de stomatite avec ce médicament. Tandis qu'avec les pilules de Sédillot,

(1) Dans certains cas où il faut agir vigoureusement sur la syphilis, on se trouvera bien de l'usage des pilules de Sédillot : mais il faut surveiller attentivement les gencives, donner concurremment le chlorate de potasse, et se tenir prêt à suspendre l'usage de ces pilules au moindre signe de saturation.

que notre Chef de service substituait à la liqueur de
Van Swieten quand l'estomac protestait par trop, la
salivation arrivait presque infailliblement. Martineau ne manquait jamais de nous expliquer qu'il
suspendait à regret la liqueur, mais avait adopté les
pilules de Sédillot comme étant « la préparation
qui se rapproche le plus de la liqueur de Van Swieten ». J'avoue que je n'ai jamais pu découvrir la
moindre analogie entre ces deux médicaments, à
part leur origine hydrargyrique ; et que les pilules
de Dupuytren me paraissaient alors — comme aujourd'hui, d'ailleurs — justifier bien mieux l'explication de Martineau. Toutefois, je ne lui en ai jamais fait la remarque, ayant été assez mal reçu
dans quelques circonstances analogues. Notre défunt
maître « n'aimait pas les observations » ; soit : mais
alors comment les élèves peuvent-ils s'instruire s'il
leur est interdit de questionner, et s'ils doivent tout
accepter comme parole d'évangile ? Empressons-
nous de dire que ce petit travers n'excluait pas les
qualités de l'homme ; aussi ai-je cru pouvoir signaler
le fait en passant sans craindre de nuire à sa mémoire.

Puisque l'occasion se présente de juger les maîtres
disparus, nous dirons que, d'une manière générale,
nous préférons de beaucoup la façon dont Trélat
comprenait l'enseignement. Lui ne cessait de répéter
qu'il « ne faut point croire les maîtres sur parole »,
que les élèves doivent s'efforcer de reconnaître par
eux-mêmes la vérité de ce qui leur est enseigné.
C'est ainsi, en effet, qu'on se forme le jugement et
qu'on acquiert l'esprit critique au lieu de rester
toute sa vie à l'état de cire molle où s'impriment les

idées des autres, bonnes ou mauvaises. Or, ce qui est vrai pour la chirurgie et la médecine en général, l'est également pour la vénéréologie. Cela posé, nous dirons qu'il ne faudrait pas rejeter les pilules mercurielles qu'on pourra quelquefois prescrire avec avantage chez les malades aux gencives saines, mais à condition de surveiller la bouche. Quinquaud a proposé la formule suivante qui exige des soins particuliers dans la préparation : ce sont des pilules d'*oléate de mercure*.

℞. Savon médicinal................... 30 gram.
Dissoudre dans l'eau et ajouter :
    Eau salée...................... q. s. pour détruire la solution.
Décantez à plusieurs reprises en renouvelant le traitement à l'eau salée. Jeter sur une toile cirée, lavez très légèrement avec de l'eau distillée et redissolvez dans une grande masse d'eau le résidu savonneux.

    Bichlorure de mercure .... 13 gr. 50
Dissoudre dans :
    Eau distillée................. q. s.
Verser la solution savonneuse en agitant constamment. Après quelques heures, recueillir le précipité d'oléate de mercure, laver en malaxant, et conserver dans du papier parchemin à l'abri de la lumière. — Les pilules mercurielles seront faites avec cette masse et de la poudre de réglisse, puis enrobées dans du salol fondu à 40°.

Chaque pilule contient 0 gr. 15 de principe actif, soit 0 gr. 04 environ de mercure.

Ces pilules seraient très efficaces et ne troubleraient pas les fonctions gastriques. Mais elles sont peu pratiques, car il n'est guère probable que les pharmaciens, à part ceux de l'hôpital Saint-Louis, connaissent la façon de les préparer. On ne pourrait donc pas se contenter de formuler : « Pilules de Quinquaud », ou même : « Pilules d'oléate de mercure » ; d'un autre côté, il serait long et fastidieux de recopier chaque fois le manuel opératoire. Néanmoins nous citons ces pilules pour être complet : ceux de nos confrères qui les voudraient expérimenter, pourront en indiquer une fois pour toutes le mode de préparation aux pharmaciens de leur localité.

Viennent ensuite les pilules à base de calomel (protochlorure d'Hg), associé, soit au soufre doré d'antimoine, soit au sulfure noir de mercure, et connues sous les noms respectifs de *pilules de Plummer* et *pilules suédoises*. Comme les précédentes, ces pilules amènent promptement la salivation, et ont en outre une action purgative trop notoire pour que nous insistions. La surveillance incessante que ces pilules nécessitent en rend l'usage peu pratique : aussi sont-elles tombées dans un juste oubli.

Les mêmes inconvénients ne se présentent pas avec le sublimé (bichlorure d'Hg), à condition qu'on l'administre d'une façon spéciale. Ce composé hydrargyrique n'amène la stomatite que dans des circonstances tout à fait exceptionnelles — détail qui a son importance — et ne produit de troubles intestinaux que si l'on néglige quelques petites précautions préalables. Ces précautions consistent dans le soin de faire prendre les pilules de sublimé *en mangeant* ; il faut aussi recommander au malade d'absorber, au moment où il les avale, une quantité de liquide suffisante pour atténuer l'action *corrosive* (1) que le bichlorure ne peut manquer d'exercer sur la muqueuse stomacale, ne fût-ce que pour justifier son nom *(sublimé corrosif)*. Les phénomènes d'irritation sont réduits au minimum si l'on a soin d'ajouter, à la masse pilulaire, une quantité dosée d'extrait d'opium. Au point de vue théorique, c'est on ne peut plus simple.

Les pilules de sublimé les plus connues sont celles de Dupuytren. Chaque pilule contenait 1 centigr. de bichlorure d'Hg, 2 centigr. d'extrait thébaïque, et 4 centigr. d'extrait de gaïac. Le célèbre chirurgien en donnait de deux à trois par jour. Nous reprocherons à cette préparation les doses un peu exagérées d'opium qu'elle contient. En admettant que le syphilitique ne prenne pas plus de deux pilules de Dupuytren par jour, ce qui fait 2 centigr. de sublimé (dose moyenne), il n'en est pas moins vrai qu'il absorbera par ce fait *quatre* centigrammes d'extrait d'opium : or il est difficile, en général — à moins qu'on ne soit sujet aux insomnies — de vaquer librement à ses occupations avec une dose quotidienne de 4 centigrammes d'extrait thébaïque dans l'organisme, et cela pendant deux ou trois mois, sinon davantage. Et quand l'auteur jugeait à propos d'administrer trois de ses pilules, c'est-à-dire *six* centigrammes d'extrait d'opium, ses malades devaient être encore

---

(1) Cette condition est réalisée avec la liqueur de Van Swieten — étendue d'eau, toutefois — qui n'est autre chose qu'une solution de sublimé ; mais nous avons dit que sa saveur exécrable faisait reculer bien des intrépides. Avec les pilules, la dissolution se fait dans l'estomac : il faut donc s'arranger pour fournir le liquide nécessaire à ce travail de laboratoire.

un peu plus somnolents : nous avons donc tout lieu de croire que ce traitement n'était appliqué, dans toute sa rigueur, qu'aux seuls malades d'hôpital ou aux rentiers.

Chomel, lui, donnait des pilules contenant chacune un demi-centigramme de sublimé et d'extrait thébaïque, à la dose de quatre pilules par jour au maximum, c'est-à-dire 2 centigr. de chaque substance (1). On a essayé ensuite, pour rendre ces pilules plus faciles à désagréger dans l'estomac, de prendre comme excipient le gluten frais, la farine de froment (Cullerier), etc. ; mais tous ces moyens n'empêchent pas que les pilules ne durcissent à la longue.

Or, c'est là un écueil qu'il est indispensable d'éviter si l'on veut que le sublimé soit vite et entièrement absorbé. Il suffit de s'adresser aux substances hygrométriques. Après quelques tâtonnements, nous nous sommes arrêté à la formule suivante qui ne nous a jamais donné de déboires :

♃. Sublimé corrosif............	⟩ āā...	0 gr. 60
Chlorure de sodium..........	⟩	
Extrait thébaïque...........	0 gr. 75 à 1 gr.	
Glycérine pure.............	Q. S.	

F. S. A. 60 pilules molles.

Une pilule à chaque repas, accompagnée d'un grand verre de boisson.

Ce traitement est prescrit pour un mois et évite les trop grandes provisions de pilules qui finiraient

(1) Certains auteurs sont d'avis qu'on doit, lorsqu'on choisit le sublimé, donner cette substance à la dose de 3 centigr. par jour pour l'homme, et 2 centigr. pour la femme : au-dessous, disent-ils, *il n'y a pas d'effet actif sur la vérole.* Voilà une assertion

par se détériorer; on renouvelle l'ordonnance chaque fois qu'il est nécessaire.

Cette préparation est celle que nous prescrivons de préférence, quand la méthode stomacale nous paraît indiquée et que les malades, pour une raison ou pour une autre (dégoût, difficulté de dissimuler une fiole), refusent la liqueur de Van Swieten ou l'élixir à base de sublimé. Nous nous sommes proposé, en adoptant ces pilules, trois buts principaux :

1º Réduire au minimum les chances de stomatite, ce qui est réalisé par l'emploi du sublimé ;

2º Rendre les pilules le plus solubles possible, c'est-à-dire parfaitement et immédiatement assimilables : le sel de cuisine, plus facile à trouver que le sel ammoniaque, répond admirablement à notre attente ;

3º Eviter, ou tout au moins atténuer sensiblement l'irritation des muqueuses stomacale et intestinale : ce dernier rôle est assuré par l'opium, dont on modifiera les doses selon la tolérance gastrique du malade pour le sublimé et son aptitude à supporter les opiacés.

En résumé, nous dirons que cette façon de formuler les préparations mercurielles est la plus com-

qui nous paraît bien absolue. Deux centigrammes par jour ont toujours suffi, pour les cas ordinaires, aux malades hommes que nous observons depuis plus de vingt ans ; et, dans les circonstances assez rares où nous avons été amené à en donner 3 centigr., *l'effet actif* a été tout aussi médiocre : force nous fut de recourir soit aux frictions, soit aux injections hypodermiques, et alors avec plein succès.

mode pour le malade atteint de syphilis vulgaire, c'est-à-dire le cas banal de la pratique courante. C'est le traitement dont le syphilitique saura toujours gré à son médecin, et nous engageons nos confrères à y recourir tant que la maladie ne méritera pas, par ses allures, une médication plus active.

Il existe encore une foule de pilules antisyphilitiques, mais que nous ne ferons que citer. Telles sont les *pilules de Baudelocque* à base de sulfure noir de mercure, plus connues sous le nom de *pilules bleues*, les pilules au cyanure, au tannate, au phosphate, au proto et au bi-iodure de mercure, à l'acétate de protoxyde de mercure, au protonitrate de mercure cristallisé, etc. Ces préparations, les unes anciennes, les autres nouvelles, sont à peu près délaissées actuellement. Nous en excepterons toutefois les pilules de *protoiodure de mercure*, bien connues, et nous ajouterons à peu près les seules connues des praticiens qui ne s'occupent pas spécialement de vénéréologie. Ce fait s'expliquera de lui-même lorsque nous aurons dit que la formule préférée de Ricord était ainsi conçue :

$\mathfrak{Z}$. Protoiodure de mercure.............. ⎱ āā 3 gr.
    Thridace.............................. ⎰
    Extrait thébaïque...................... 1 —
    Extrait de ciguë...................... 6 —
        F. S. A. 60 pilules.

Chaque pilule contient donc cinq centigrammes de protoiodure. Les pilules de *proto*, comme on les appelle, présentent plusieurs inconvénients. D'abord elles amènent rapidement la stomatite mercurielle (1), circonstance fâcheuse qu'on ne peut pardonner qu'aux frictions, autrement actives ; ensuite, elles provoquent le plus souvent de la diarrhée accompagnée de coliques vives. En résumé, médicament des plus médiocres pour ne pas dire mauvais, et auquel nous avons à peu près renoncé. Car nous en avons prescrit beaucoup, comme tous les autres, au début de notre carrière ; mais nous n'avons pas tardé, devant le peu d'enthousiasme des malades, à réserver ce produit pour des circonstances particulières, sinon exceptionnelles.

Mais, comme il est bien patronné, il a des chances pour être encore longtemps en honneur, en France tout au moins. C'est ainsi que nous avons lu, il y a quelques années, un gros volume sur le traitement de la syphilis, qui ne comprend pas moins de 800 pages grand format, et pouvant presque se réduire à cette phrase : *le seul traitement possible de la syphilis consiste dans les pilules de protoiodure d'hydrargyre.* Certes, l'ouvrage est fort bien écrit, séduisant, facile à lire et parfaitement relié ; on y trouve même, au début, un paragraphe plein de promesses, et dont voici la substance : « On ne doit pas, dans le traitement de la syphilis, adopter un mode de traitement à l'exclusion de tous les autres ; il faut bien se garder de repousser telle ou telle préparation pour déclarer ensuite qu'on ne prescrit que les pilules, les

____

(1) « ...et le protoiodure, *dont on abuse tant de nos jours* », disait, en 1864, Grisolle, énumérant les causes étiologiques de la stomatite mercurielle (*Traité de Pathologie interne*, 9e édit., T. I., page 266). Nous ne sommes donc pas seul de notre avis, et nous estimons que l'autorité de Grisolle est une de celles qui peuvent être prises en considération.

frictions ou les injections hypodermiques, etc., etc. » Vous croyez dès lors avoir devant vous un auteur inaccessible aux idées préconçues : vous redoublez d'attention dans votre lecture, en espérant, vu l'ampleur du livre, y trouver tous les développements désirables ; vous vous attendez à une dissertation scientifique où le pour et le contre de chaque médicament sera minutieusement exposé. Eh bien, non : la désillusion est complète. L'ouvrage entier n'est qu'un long procès de toutes les méthodes connues, anciennes et nouvelles — surtout des nouvelles — et leurs seuls inconvénients y sont mis en relief. On n'y fait grâce, comme nous l'avons dit, qu'aux pilules de « proto » élevées à la dignité de panacée universelle en matière de vérole.

En conséquence, le lecteur bénévole a tout le loisir d'en conclure que, en présence de toute syphilis, grave ou non, on doit se borner à prescrire ledit *proto*. Si, après cela, le praticien donne le sirop de Gibert, puis l'iodure, aux dates fixées par le fameux petit tableau (voir plus haut, page 18), il sera parfaitement en règle avec sa conscience. Que c'est donc simple, le traitement de la syphilis !

Oui, mais en admettant que cela suffise comme traitement général, que faire *localement* contre les mille et une manifestations de la vérole, ces syphilides palmaires et plantaires si rebelles ? ces rhagades de la langue si douloureuses et si désespérément récidivantes ? ces syphilides pustulo-crustacées du cuir chevelu parfois si tenaces ? ces syphilides érosives ou papulo-érosives du scrotum et de la marge de l'anus qui résistent souvent aux pilules, *même administrées jusqu'à la limite des doses toxiques* ? L'ouvrage en question n'en dit pas un mot. Ah ! si pardon : il parle incidemment des syphilides palmaires qui « disparaissent si rapidement avec les pilules de.... *protoiodure* ». Vous vous y attendiez, n'est-ce pas ? Eh bien, il est à croire que l'auteur n'est jamais tombé que sur des psoriasis palmaires faits exprès pour lui : nous l'en félicitons.

Ce même syphiligraphe dit bien, autre part, qu'en rejetant complètement le bichlorure, on se priverait d'un bon médicament, mais on sent qu'il n'est pas très convaincu. Il accorde qu'on peut recourir aux frictions ou aux injections quand l'estomac proteste, mais il dit comme à regret, car on lit plus loin que les frictions sont presque impossibles dans la pratique ; que les injections hypodermiques exposent à des stomatites effroyables, constituant un procédé « qui n'a pas encore fait ses preuves », etc., etc. ; enfin le cliché habituel que nous connaissons tous par cœur. Et cependant cet auteur est loin d'être le premier venu : on regrette, pour la science, qu'un homme de cette valeur s'obstine à refuser l'appui de son autorité à la précieuse méthode de Scarenzio.

Voilà ce que nous écrivions en 1893, époque à laquelle nous avons commencé cet ouvrage, interrompu par suite de circonstances indépendantes de notre volonté. Aujourd'hui (1901) le desideratum que nous signalions est comblé ; néanmoins nous avons conservé les réflexions qui précèdent : on va voir pourquoi. Le Maître en question, sollicité par l'exemple de ses élèves qui l'ont initié au manuel opératoire des injections insolubles, s'est décidé, en présence du résultat, à les pratiquer dans sa clientèle. Il a renoncé à son obstination de parti pris, ainsi que le témoignent les observations publiées sous son nom dans les journaux médicaux où l'on prône SA *nouvelle méthode*. Mais il me semble, Messieurs les élèves, rédacteurs des observations de vos maîtres, que vous pourriez nommer Scarenzio et Smirnoff à qui cette méthode appartient. Smirnoff est déjà mort, c'est vrai ! mais ce n'est pas une raison parce que Scarenzio est un modeste qui ne réclame pas, pour attribuer à d'autres la paternité de ses idées.

Jullien, qui a, le premier en France, adopté cette méthode, lutte depuis plus de quinze ans pour en faire saisir toute l'utilité. A chaque page, dans ses écrits, revient le nom de Scarenzio ; et, quelques modifications qu'il ait pu apporter dans la pratique, jamais il n'a cherché un instant à laisser croire qu'il était l'auteur de la méthode. Cet exemple est bon à méditer et encore plus à imiter. Il ne s'ensuit pas fatalement, parce qu'il existe des pontifes officiels pour chaque branche de la médecine, que toute idée neuve, enfin reconnue bonne, doive être attribuée au premier qui l'adopte. Et, surtout quand celui-ci, capitulant devant les avantages qu'il peut retirer de la religion nouvelle, adore enfin ce qu'il a brûlé, il est plutôt maladroit de le déclarer fondateur du culte. Aussi rendons à César ce qui appartient à César et la méthode des injections insolubles à Scarenzio.

c. Voie hypodermique

La méthode hypodermique, appliquée au traitement de la syphilis, ne compte pas encore 40 ans d'âge. Nous ne citerons que pour mémoire les premières expériences de Hébra et de Hunter, en 1860. Ces auteurs essayèrent bien, chacun de leur côté, d'injecter le sublimé dans le tissu cellulaire sous-cutané : mais, leurs tentatives n'ayant pas donné les résultats espérés, ils renoncèrent presque aussitôt à ce mode de traitement.

Les premières expériences ayant donné un effet durable ont été tentées, vers 1864, par le professeur Scarenzio, de Pavie. Il ignorait les tentatives mort-nées de Hunter et de Hébra ; et d'ailleurs son procédé était tout différent, puisqu'il injectait alors le calomel à la vapeur à la dose de 20 à 30 centigrammes tenus en suspension dans un gramme de glycérine. Malheureusement, il y eut parfois des abcès, par suite de l'ignorance, à cette époque, des procédés antiseptiques employés aujourd'hui. Néanmoins l'élan était donné, et Ambrosoli, de Milan, adopta la méthode de Scarenzio : il obtint les mêmes résultats ainsi que ses compatriotes Riccordi, Monteforte, Soresina et Bertarolli. Puis un médecin russe, Smirnoff, d'Helsingfors (Finlande) perfectionna, en 1882, le procédé de Scarenzio ; en 1884, Jullien le fit connaître en France.

Lewin, en Allemagne (1868), injecta le sublimé, mais y associa la morphine : bien que chaque injection comprît de 5 à 10 milligrammes de sublimé, l'auteur n'aurait pas eu à déplorer les mêmes accidents que son confrère anglais (Hunter). Toutefois Hardy, à Paris, et Diday, à Lyon, durent abandonner leurs essais en raison de la douleur, des abcès et des eschares qu'ils ne purent éviter. Citons encore, mais pour la proscrire énergiquement, la solution à base de sublimé, de carbonate de soude et de glycocolle : cette préparation *s'altère en quelques minutes*, et provoque des *douleurs vives et persistantes*.

Aimé Martin, en 1868, préconisa le biiodure de mercure et de potassium. Il fut imité par Bricheteau

(1869) et par Belhomme : mais ces derniers modifièrent tous deux la formule de Martin. En 1872, nous voyons Staub proposer le « chloro-albuminate de mercure », solution qu'il obtenait en associant le sublimé, les chlorures de sodium et d'ammonium et le blanc d'œuf. C'était déjà un progrès. Puis arrive le *peptonate de mercure*, à base de sublimé, de chlorure de sodium et de pepsine de viande, préparé d'après les indications de Bamberger. Cette solution fut employée par Zeissl, Neumann, Van Rinecker, et par Terrillon, en 1880. Mais ce dernier préféra depuis le biiodure de mercure associé à l'iodure de potassium et au phosphate tribasique de soude. Vinrent ensuite des préparations à base de lactate de mercure, de phosphate, d'acétate, d'éthyl sublimé, etc. Nous ne donnons pas toutes ces formules plus ou moins abandonnées maintenant, pour ne pas créer de confusion, et surtout parce qu'à toutes peuvent être reprochés les abcès et les eschares.

Le principe étant connu, il s'agissait de trouver une formule incapable de produire les accidents signalés ci-dessus, tout en étant suffisamment active. Dans ce but, Martineau désirant employer le peptonate de mercure, s'adressa à M. Delpech, pharmacien, qui, après quelques essais, s'arrêta à la formule suivante qui est celle de la *peptone mercurique ammonique* destinée à être employée en injections :

24. Bichlorure de mercure............... 10 gr.
    Peptone sèche de Catillon..) ää.... 15 —
    Chlorure d'ammonium pur)

Un gramme de cette préparation représente 0 gr. 25 de sublimé. Pour les injections sous-cutanées, on emploie la glycérine comme véhicule, aux doses suivantes :

> ♃. Glycérine neutre...................... 36 gr.
> Peptone mercurique ammonique,..... 0,40

Une seringue de Pravaz représente 4 milligrammes de sublimé. On diminue les doses de glycérine si l'on veut employer une solution plus concentrée. Cette préparation est beaucoup plus stable qu'une solution aqueuse.

Après de nombreux tâtonnements, Martineau est arrivé à faire supporter journellement aux malades une dose de 8 milligrammes de sublimé, c'est-à-dire le contenu d'une seringue de Pravaz, d'après cette formule :

> ♃. Glycérine neutre...................... 36 gr.
> Peptone mercurique ammonique....... 0, 80

Nous avons vu pratiquer cette injection (1) à des milliers de syphilitiques et nous l'avons pratiquée

---

(1) Martineau, dans son service, se servait de la solution aqueuse selon la formule :

> ♃. Peptone mercuriq. ammoniq................... 0 gr. 40
> Eau distillée................................. 30

Cette préparation ne se conserve que quelques jours : elle est bonne pour les hôpitaux ou dispensaires, où la consommation, forcément plus grande qu'en ville, permet de renouveler souvent le médicament. Voici une combinaison plus stable qui pourra être employée si la glycérine faisait souffrir les malades :

> ♃. Peptone mercuriq. ammoniq................... 0 gr. 40
> Glycérine neutre 6
> Eau distillée................................. 25

Même dosage : 4 milligrammes de sublimé par seringue de Pravaz.

nous même sans jamais observer le moindre abcès (1).

Nous ne ferons qu'un reproche sérieux à cette préparation : son emploi n'est guère pratique en dehors de l'hôpital, car il n'existe pas beaucoup de malades qui consentent à se rendre *tous les jours* chez leur médecin, et cela pendant des semaines, sinon des mois. L'idéal serait une préparation inoffensive, très active, et ne nécessitant qu'un nombre très restreint d'injections, à dates très espacées. Nous verrons tout à l'heure jusqu'à quel point on peut approcher de cet idéal.

Nous citerons encore la *succinimide mercurique*, que M. Jullien emploie quelquefois dans son service des vénériennes à Saint-Lazare, selon la formule suivante :

ψ. Succinimide mercurique........   0 gr. 20
   Eau distillée bouillie.......... . 100 gr.

Une seringue de Pravaz contient 2 milligrammes de sel actif, dose quotidienne. La succinimide se dissout très facilement : la solution doit être incolore et parfaitement limpide. Si le liquide se trouble et qu'il y persiste une certaine teinte opaline, il faut le jeter ; car c'est l'indice que le sel n'est pas pur et qu'il provient de la distillation du succinate d'ammoniaque, procédé très infidèle. Si l'on injectait un sel impur, on s'exposerait à avoir presque fatale-

---

(1) Jullien emploie tout simplement une solution de sublimé et de sel marin, dans les proportions suivantes :

ψ Sublimé............................... 0 gr. 40 à 0.60
  Chlorure de sodium...................   0.50
  Eau distillée.........................   100 gr.

F. S. A. — Une seringue tous les jours. — Ni douleurs, ni accidents.

ment, outre les douleurs locales et irradiées, des réactions inflammatoires extrêmement désagréables. Il faut donc s'assurer que la succinimide a été préparée par le procédé qui consiste à faire agir le gaz ammoniaque sur l'acide succinique anhydre. Avec le sel pur, celui qui donne une solution parfaitement limpide, aucune douleur, aucune inflammation ne sont à craindre. Sur un total de plus de 600 injections, M. Jullien n'a jamais vu se produire un seul abcès : c'est un bon procédé qu'on peut tenir en réserve dans son arsenal thérapeutique.

Les injections de succinimide ne produisent qu'exceptionnellement la salivation mercurielle ; elles ne donnent jamais ces malaises intenses occasionnés par certains produits tels que l'*alalinate*, par exemple. Quant au nombre des injections, il varie, *pour une cure*, selon l'état des malades et leur résistance au médicament. La moyenne est de 25 environ. M. Jullien attend, pour les suspendre, l'état de saturation de l'organisme, ce qui est indiqué par un signe infaillible, la diarrhée. « Lorsqu'on administre » le protoiodure, dit notre confrère (1), ou tel autre » de ces composés irritants, dyspeptogènes, auxquels » sont dues, de complicité avec l'iodure de potas- » sium, tant de dilatations de l'estomac et d'irréme- » diables neurasthénies, il est bien difficile d'atta- » cher une importance quelconque au catarrhe gas- » tro-intestinal : ce sont souvent les premières pi- » lules auxquelles ce flux doit de se produire, et l'es- » tomac semble quantité négligeable en face de l'en- » nemi qu'il faut combattre. Mais il n'en va plus de

____

(1) *Gazette des Hôpit.*, 3 mars 1892.

» même quand on s'est servi de la voie sous-cutanée ;
» en pareil cas, la diarrhée est, si je puis ainsi dire,
» le premier symptôme d'un empoisonnement dont
» l'évolution est à notre merci, et elle acquiert une
» valeur considérable. Je m'en enquiers toujours
» avec sollicitude, et son apparition m'est un indice
» précieux pour la cessation du traitement. »

M. Jullien n'a eu qu'à se louer de la succinimide
aux trois périodes de la syphilis. Avec la peptone
mercurique ammonique, voilà deux préparations sur
lesquelles nous pouvons compter lorsque — le malade acceptant le principe de l'injection — l'on est
obligé d'agir vite, que les frictions ne peuvent être
employées, que l'estomac est malade, et que les injections de sels insolubles sont contre-indiquées par
l'état des émonctoires. L'emploi des sels insolubles
reste néanmoins, de l'avis des spécialistes « nouvelle
école » les plus autorisés, la méthode de choix,
à condition qu'on examine soigneusement la bouche et les reins des malades ; en d'autres termes,
si le filtre fonctionne bien et qu'on puisse compter
sur l'élimination progressive des composés mercuriques emmagasinés. A la plus petite trace d'albumine, « au moindre nuage » dans l'éprouvette,
comme dit Jullien, il faut renoncer aux doses massives et donner la préférence aux sels solubles « que
l'on injecte quotidiennement par petites doses et que
l'on peut interrompre au moindre signe d'intolérance ». Ne pas perdre de vue les badigeonnages
de traumaticine au calomel, procédé pratique qui
n'a pas les inconvénients d'une pommade et rend
des services. Ils se font comme les badigeonnages
de teinture d'iode, à l'aide d'un pinceau ; et l'on re-

couvre tantôt le dos, tantôt le devant de le poitrine, le ventre ou la partie postéro-externe des cuisses, etc.

Méthode de Scarenzio-Smirnoff. — Nous arrivons maintenant à la méthode des injections de sels insolubles, la plus puissante de toutes celles qui ont été expérimentées contre la syphilis. Dans notre beau pays de France, patrie de la routine et des concours, on n'est pas toujours bien venu de faire l'apologie d'un procédé que n'approuvent pas les grands maîtres et leur cour. Dame ! on a ses théories toutes préparées — le plus souvent par le prédécesseur ; on va son petit train-train ; en voilà pour 40 ans. Quel est donc ce gêneur de Scarenzio et, après lui, Smirnoff, qui nous parlent d'injections de sels mercuriques insolubles ? *Mais Ricord n'en a jamais rien dit !* Foin de tout cela ! Au surplus, çà nous ennuie d'apprendre quelque chose au lendemain du concours : Ricord soignait avec les pilules de *proto*, nous n'en sortirons pas. Nous avons fait une belle leçon de trois quarts d'heure, un tel sur le coryza, moi sur les hémorrhoïdes, un autre sur l'entorse, nous savons donc tout ce qu'il nous est besoin de connaître concernant la syphilis.

Cela me rappelle ce mot d'un vieux parent, mort depuis longtemps, et qui n'aimait pas follement le progrès : « Nos pères voyageaient en diligence, et ils arrivaient tout de même ». Je ne dis pas non, mais je préfère le rapide ; voilà pourquoi aussi, loin de repousser de parti pris les injections mercuriques, nous allons examiner le pour et le contre, tout en laissant le lecteur libre de se faire une opinion personnelle. A l'étranger, cette opinion est faite ; formons des vœux pour que la lumière pénètre définitivement en France avant la mort de nos fakirs nationaux !

Mais il sera difficile de secouer la torpeur de la plupart d'entre eux. A quoi bon, en effet, sortir de cet état de douce somnolence et se donner du mal pour rompre avec la routine ? Le Grand-Maître a ses petites formules séculaires qu'il appelle pompeusement « sa méthode » : hors de là, point de salut. Les élèves ou les admirateurs déclarés qui ne jurent que par l'Uni(seront les seuls dont celui-ci daignera constater l'existence au point de vue scientifique. Le reste ne compte pas, en vertu de la sentence sacramentale en vigueur avant et après Molière :

Nul n'aura de l'esprit hors nous et nos amis.

Des étoiles de toutes les grandeurs décroissantes gravitent autour de l'Astre qu'elles ont soin de fourbir pour le maintenir étincelant. Celui-ci laisse tomber de temps à autres — sous forme de clients secondaires — la manne céleste qui entretient et réchauffe le zèle dans tout le système planétaire. Alors, s'il prend la plume, c'est un concert d'éloges ; depuis le gros volume jusqu'à la moindre brochure ou leçon publiée, tout est déclaré génial, presque divin. Tous les comptes rendus de la presse médicale regorgent de salamalecks ; on ne lit plus que ces mots : « œuvre magistrale... ; le Professeur X., au talent si fin... ; jamais le Maître n'a atteint ces hauteurs... » ; et, le soir, dans la pénombre, les thuriféraires se disent entre eux : « Son bouquin ? c'est de l'eau sucrée ! » Cela, nous l'avons *entendu* relativement à un gros ouvrage sur la syphilis et il faut convenir que jamais appréciation n'a été plus juste : mais c'était en petit comité ; or combien osent dire la vérité aux hommes tout-puissants ?

Un des grands reproches formulés contre les injections massives est qu'on ne peut, une fois l'injection faite, prévenir la stomatite. Puis, l'imagination aidant, on ne voit que la quantité du médicament introduite en une seule fois dans les tissus, c'est-à-dire une sorte de bombe terrible qui ne peut manquer d'éclater tout d'un coup, au grand préjudice de la muqueuse buccale. On n'oublie qu'une seule chose, c'est que le médicament passe peu à peu dans la circulation, par suite de sa transformation en bichlorure au contact du chlorure de sodium contenu dans nos tissus, et c'est précisément sur cette absorption *lente* qu'est basé le principe des injections insolubles. La preuve, c'est que les manifestations syphilitiques, s'il s'agit du calomel, par exemple, ne sont influencées que huit jours après l'injection, et que l'action de cette dernière dure quinze jours encore ; de sorte que la seconde injection est séparée de la première par un intervalle de trois semaines. Mais la stomatite ? me direz-vous. Eudlitz, dans son excellente thèse inaugurale (1), se charge de répondre à cette question : « Tous les auteurs sont d'accord pour reconnaître que, par la méthode des injections, la stomatite est moins fréquente que par les autres moyens de traitement ». Que ceux qui ne pratiquent pas la méthode des injections se rassu-

(1) Eudlitz. *Traitem. hypodermiq. de la syphilis* : Thèse de Paris, 15 mars 1863.

rent : ils ne sont pas compris dans cette collectivité ; et, si quelques-uns d'entre eux dénigrent le procédé, il est permis de dire que ce n'est toujours pas en raison d'une expérience consommée. Ils ne le connaissent pas ou n'en veulent pas : donc il ne vaut rien. C'est logique, car il serait maladroit de prôner une chose qu'on ne peut trouver que chez le voisin (1).

Comme toutes les méthodes, la méthode hypodermique présente des avantages et des inconvénients : toute la question est de savoir lesquels l'emportent, des inconvénients ou des avantages. C'est ce que nous allons examiner.

Les inconvénients des injections massives sont : 1° la stomatite mercurielle ; 2° la douleur ; 3° les abcès. Nous avons vu tout à l'heure que, d'après l'enquête à laquelle s'est livré Eudlitz, non seulement la stomatite n'est pas plus fréquente, mais qu'elle se rencontre même moins souvent qu'avec les pilules ou les frictions. Ajoutons que, dans les cas où elle se produit d'une façon intensive, il y a eu négligence de la part de l'opérateur : il va de soi qu'il faut avant tout examiner les urines et les gencives de son malade, le soigner pour cela, s'il y a lieu, et, en tous cas, ajourner les injections jusqu'à la *restitutio ad integrum* de la bouche et des reins du patient. Ne pas imiter les imprudents qui dépassent même les doses toxiques, partant de ce principe que, du mo-

---

(1) Tout ce chapitre, concernant le traitement mercuriel a été écrit de 1893 à 1894 : comme nous n'en avons pas changé une ligne, nous dirons que l'ostracisme qui condamnait la méthode de Scarenzio tombe de plus en plus en désuétude, surtout depuis que l'un des Grands-Maîtres de la Vénéréologie, simple rallié, emploie le procédé transalpin.

ment où une méthode a été déclarée bonne, on doit pouvoir tout se permettre avec elle; sinon, elle ne vaut rien. Le chlorate de potasse est bon contre les stomatites: on ne pourrait cependant pas en absorber impunément cent grammes. L'alcool est précieux en thérapeutique : nous ne conseillerions pourtant à personne d'en avaler un litre, voire même un demi-litre, en une seule séance.

La douleur est variable avec les individus, mais surtout selon les substances employées. Nous citerons par exemple le *sozoïodolate d'hydrargyre*, dont l'emploi est rendu pour ainsi dire impossible à cause des douleurs atroces qu'il occasionne le plus souvent. Au point de vue pratique, il n'y faut donc point songer. Nous en dirons autant d'une foule de médicaments qui n'ont été que peu essayés ou dont les avantages n'ont pas suffi, jusqu'à présent, pour les faire adopter (1). Aussi pour éviter une dissertation trop touffue, ne nous occuperons-nous que des substances ayant fait leurs preuves et entrées définitivement dans la pratique: ce sont les seules que le praticien ait intérêt à connaître.

« Les préparations insolubles, dit Eudlitz, sont » préférables pour assurer la mercurialisation chro- » nique. Parmi celles-ci, le calomel et l'oxyde jaune » sont indiqués dans les cas graves. Dans les autres » cas, l'huile grise ou le thymol-acétate sont d'un » bon emploi (2). » Nous écarterons tout de suite le *thymol-acétate* comme trop douloureux, et nous

---

(1) De ce nombre sont le *protoxyde d'hydrargyre*, sel noir essayé par un petit nombre d'auteurs; le *salicylate*, le *tannate de mercure*, etc., que nous ne ferons que citer.

(2) Eudlitz. *Loc. cit.*

n'examinerons, en les rangeant par ordre de valeur et de puissance thérapeutique, que le *calomel*, *l'oxyde jaune* et *l'huile grise*. Parmi les substances insolubles, ces trois préparations sont à peu près les seules dont on se serve couramment en injections à l'heure actuelle : on peut même dire que le calomel et l'huile grise, employés avec discernement, résument la méthode dite des injections à doses massives, et répondent à tous les besoins dans les cas où il faut agir vite et frapper fort, ou seulement déployer un peu plus d'énergie que le permettent les vieux moyens classiques.

I. CALOMEL. — L'injection de calomel fut essayée pour la première fois, comme l'avons dit, par Scarenzio en 1864 : le médecin italien se servit tout d'abord d'une formule où 20 à 30 centigrammes de calomel étaient mélangés à 1 gr. 50 de glycérine dans le corps de pompe d'une seringue de Pravaz. Smirnoff, en 1883, a modifié ces proportions et associé 1 gramme de calomel à 10 gr. de glycérine. Mais la glycérine est un mauvais véhicule : elle est à la fois douloureuse et irritante pour les tissus. D'ailleurs Scarenzio y renonça assez vite et la remplaça par un mucilage de gomme arabique. MM. Balzer et Jullien préfèrent la pétro-vaseline : la formule dont on se sert actuellement est la suivante :

$\mathrecal{4}$. Calomel à la vapeur.............. 0 gr. 10
     Pétro-vaseline pure .... 1 gr.
        A injecter en une fois.

Le calomel est lavé à l'alcool et séché à l'étuve ;

on prépare généralement le liquide nécessaire pour dix injections et l'on formule ainsi :

4. Calomel à la vapeur finement porphyrisé..   1 gr.
   Pétro-vaseline pure .... 10 c.c.

Une seringue de Pravaz contient exactement 0 gr. 10 de calomel. C'est la dose à injecter en une seule fois dans *l'épaisseur des muscles fessiers*. Il va sans dire qu'il faut, avant tout, examiner avec soin les gencives et le filtre rénal ; et que — nous le répétons — si les urines recèlent de l'albumine, même à l'état de nuage, on doit différer l'injection. De très mauvaises dents et, à plus forte raison, une stomatite déjà existante commanderont la même réserve.

Mode opératoire. — On se sert d'une seringue dont le piston est en liège, en amiante ou en moelle de sureau ; le corps de pompe est entièrement en verre (1) : c'est la seringue de Roux, la plus simple de toutes, et, par suite, la plus facile à rendre aseptique. L'aiguille, *en acier* (ce sont les seules qui piquent bien), doit avoir au moins 4 centimètres de longueur. Le tout, seringue, piston, aiguille, doit bouillir dans l'eau pendant quelques minutes avant chaque opération. L'eau bouillante et l'alcool détériorent le cuir du piston : ne pas perdre de vue ce fait si l'on préfère employer la seringue de Pravaz.

L'injection étant décidée, on fait déshabiller à moitié le malade, puis on le prie de relever et de maintenir sa chemise serrée autour de la taille,

____

(1) On peut également se servir d'une seringue de Pravaz, ordinaire, avec armatures métalliques, pourvu que le piston soit en amiante, c'est-à-dire stérilisable par l'eau bouillante.

enfin de rester debout, immobile. Si le malade est chez lui, il se couche et se tient à plat ventre dans son lit. On lave la peau à l'endroit choisi pour la piqûre (région fessière) avec de l'eau savonneuse, puis avec une solution de sublimé, de l'alcool, de l'eau de de Cologne ou de l'éther. Vous dites ensuite au malade de contracter ses muscles fessiers : alors on enfonce l'aiguille perpendiculairement à ces muscles, *jusqu'à la garde*, et l'on pousse l'injection lentement. C'est donc en réalité une injection *intramusculaire* et non sous-cutanée : il en sera de même pour l'huile grise. Nous insistons sur ce point. Les injections mercuriques de sels insolubles ne se font pas, comme pour la morphine, dans le tissu cellulaire : on s'exposerait aux abcès que doivent certainement observer les expérimentateurs timides qui n'osent pas enfoncer leur aiguille. Il faut pourtant le faire sans hésiter et atteindre une profondeur de 3 à 4 centimètres, quitte à toucher l'os iliaque, comme cela peut se produire chez les personnes très maigres. Peut-être vaut-il mieux éviter d'aller jusqu'au périoste, bien que cela nous soit arrivé dans deux ou trois circonstances différentes, et sans que les malades — nous le déclarons très nettement — s'en soient aperçus, pas plus au moment même que par la suite. En tous cas — l'expérience le prouve — il vaut toujours mieux risquer de déposer le médicament au voisinage du périoste que dans le tissu cellulo-adipeux. Il n'en est pas de même des injections de sels solubles qui se font généralement dans le dos, au-dessous des omoplates, et dans le tissu cellulaire sous-cutané.

Certains auteurs conseillent aussi de plisser la

peau et de tirer légèrement à soi pour dégager l'aiguille d'un filet nerveux ou surtout d'un vaisseau qu'elle aurait pu transfixer, et cela, avant de pousser l'injection. Cette précaution n'est pas mauvaise, mais la plupart des praticiens la négligent et disent ne pas s'en trouver plus mal. Toutefois il est bon d'enfoncer l'aiguille d'abord et d'attendre quelques secondes pour voir si une gouttelette de sang ne viendra pas sourdre à l'extrémité libre : ce serait une preuve qu'on aurait pénétré dans un vaisseau, et il faudrait alors tirer la peau un peu à soi pour dégager la pointe de l'instrument. Quand le liquide a pénétré, on retire rapidement l'aiguille en pinçant la peau sur elle. Avec l'huile grise, on pourra peut-être se montrer un peu moins méticuleux sur tous ces petits détails. Par contre, il est très nécessaire de ne pas s'approcher à plus de trois centimètres de la crête iliaque ou du grand trochanter pour éviter la compression : pour la même raison, il est bon de ne pas injecter trop près de ce qu'on est convenu d'appeler le séant, c'est-à-dire les ischions et les parties molles qui y adhèrent. Le malade, s'il est chez son médecin, rentre chez lui en voiture et se couche. Il doit rester au lit — ou tout au moin étendu — pendant 36 ou 48 heures. D'une façon générale il sera toujours préférable, pour le calomel, d'injecter les malades chez eux. Cette injection n'est nullement douloureuse au moment où on la pratique : c'est vers le 3ᵉ ou 4ᵉ jour que les malades, *quand ils ressentent quelque chose,* éprouvent une douleur sourde, rarement vive, jamais intense. A signaler toutefois les vertiges que certains malades éprouvent vers le 2ᵉ ou 3ᵉ jour.

Au début des expériences de Scarenzio, l'abcès consécutif était la règle, mais l'effet thérapeutique n'était pas amoindri. Puis, avec les progrès de l'antisepsie, ils diminuèrent au point de devenir l'exception. Avec les précautions minutieuses que nous venons de décrire, ils ont complètement disparu. Notre ami Jullien, qui compte plus de mille injections à son actif — nombre fort respectable — n'a jamais eu à déplorer un seul abcès. « L'injection » vraiment aseptique, a-t-il dit en 1892, peut déter- » miner un gonflement, quelque peu de douleur » locale, mais la suppuration n'est pas à craindre. » Dans les pires cas, on verra se produire, après une » tuméfaction limitée, l'issue de quelques gouttes » d'un liquide sanguinolent : c'est là un résultat » tout à fait exceptionnel ». (1)

Telle est l'injection de calomel dans toute sa simplicité : on la renouvelle trois, quatre, cinq fois, selon le cas, et en laissant entre chaque injection un intervalle de deux à trois semaines. Il est rare qu'une cure exige plus de trois injections : or, il ne faut pas perdre de vue que ce procédé n'est employé que pour les accidents spécifiques présentant une certaine intensité, ou au début d'une syphilis qu'on essaye d'enrayer. Nous reviendrons sur cette question capitale.

Nous avons dit plus haut que la dose de dix centigrammes était celle à injecter en une seule fois ; en cela, nous nous conformions au libellé primitif de la formule qu'il ne faudrait pas adopter d'une façon

____

(1) L. Jullien. *Du diagnostic rapide de la syphilis dans la détermination des indications opératoires* ; Paris, 1892.

aveugle pour tous les cas. En effet, si certains malades, soit en raison de leur constitution robuste ou
de l'intensité des accidents, sont justiciables de cette
dose *maximum*, il n'en est pas moins vrai qu'elle ne
saurait convenir à tous indifféremment. Jullien, sans
oublier Scarenzio qu'il proclame toujours le père de
la méthode, a apporté des modifications basées sur
sa longue expérience ; et, comme il fait autorité en
la matière, nous ne pouvons choisir de meilleur
guide. Or, après quelques tâtonnements, le sympathique chirurgien de Saint-Lazare s'est arrêté aux
règles suivantes : « La dose minimum du calomel à
injecter sera de cinq centigrammes, car il est rare
qu'une femme et, à plus forte raison, un homme,
pèse moins de 50 kilos. La progression est donc, on
l'a deviné, basée sur le poids du corps du malade,
en augmentant d'un centigramme par 10 kilos ».
Ainsi, pour 60 kilos de poids, on injectera 6 centigrammes de calomel ; 0 gr. 07 pour 70 kilos ; 0 gr. 08
pour 80 kilos ; et ainsi de suite jusqu'à 0 gr. 10, dose
maximum. Comme on le voit, c'est on ne peut plus
simple. Comme nous l'avons dit, les injections se
font à trois semaines d'intervalle : trois, quatre au
plus, suffisent pour une cure.

II. OXYDE JAUNE. — L'*oxyde jaune* est un bioxyde
de mercure à peu près insoluble qui a été essayé
d'abord par Walraszewski. Quoi qu'en dise Eudlitz,
cette préparation est loin de valoir le calomel comme
puissance thérapeutique. Elle astreint aux mêmes
soins préventifs et n'est guère plus active que l'huile
grise, avec laquelle ces précautions se réduisent au
minimum. Toutefois, comme nous le faisait remar-

quer M. Balzer à l'hôpital Ricord, il faut la conserver dans l'arsenal thérapeutique parce que c'est une substance qui se trouve partout, même dans les pharmacies les plus primitives, et l'on a bientôt fait de préparer un mucilage pour lui servir de véhicule. L'ancienne formule était :

℞. Oxyde jaune..................... 1 gram.
   Gomme arabique................. 0,25
   Eau distillée...................... 30 gr.

Une seringue, injectée tous les 8 ou 10 jours, représentait 4 centigrammes d'oxyde jaune : trois à cinq injections suffisaient. M. Balzer a employé l'oxyde jaune suspendu au $\frac{1}{10}$ dans l'huile de vaseline, et il en injectait 5 centigrammes tous les dix jours. Cette préparation est très peu douloureuse et n'a jamais donné d'abcès : Watraszewski et quelques autres la considèrent même comme moins douloureuse que le calomel, d'après les remarques qu'ils ont pu faire.

La formule de M. Balzer est donc ainsi conçue :

℞. Oxyde jaune..................... 1 gram.
   Pétrovaseline .... 10 —

Chaque seringue de Pravaz contient un gramme de liquide, c'est-à-dire dix centigrammes d'oxyde jaune : on injectera donc la moitié du contenu d'une seringue à chaque séance.

III. HUILE GRISE. — Imaginée par Luton, l'injection de mercure métallique entra pour la première fois dans la pratique en 1886 sous le nom d'*huile grise*.

Lang a proposé la formule suivante :

℞. Hydrargyre métallique.........}
   Lanoline.....................} àà 3 parties,
   Huile d'olive................. 4   —

Cette formule a souvent été modifiée. Gay, consrevant la lanoline, très commode pour éteindre le mercure, s'est arrêté à une préparation que M. Balzer employait couramment dans son service de l'hôpital Ricord : elle est facile à exécuter pour le pharmacien.

℞. Mercure purifié............... 20 gram.
   Lanoline liquide.............. 5   —
   Vaseline liquide.............. 35 —

Chaque seringue de Pravaz contient 50 centigram. de mercure métallique. Or, il ne faudrait pas, comme l'indiquent certains manuels téméraires ou inconscients, injecter la seringue entière : ce serait mettre le malade EN DANGER DE MORT. Aussi n'est-il pas étonnant qu'on déblatère contre la méthode de Scarenzio : les imprudents fournissent des armes aux détracteurs et se joignent à eux en criant plus fort que les autres, alors qu'ils ne devraient accuser que leur ignorance ou leur sottise. « Que voulez-vous, nous disait à ce propos Jullien ; on oublie que le mercure est un poison et l'on croit pouvoir tout se permettre avec lui ! On a des accidents, et l'on clame que la méthode ne vaut rien. »

M. Balzer injecte tous les 8 jours, d'après la formule de Gay que nous venons de donner, 0 gr. 075 (75 milligrammes) d'hydrargyre, ce qui correspond à trois divisions de la seringue de Pravaz. C'est peut-être un peu timide. Jullien injecte couramment le contenu de 4 à 5 divisions de la seringue, d'après la formule de Vigier que nous donnerons plus loin, ce qui fait 8 à 10 centigrammes d'hydrargyre, et cela sans le moindre inconvénient. Nous avons toujours suivi les mêmes principes, et sans avoir jamais eu à nous en repentir.

L'huile grise, dans les hôpitaux, paraît être infidèle, car il y a des moments où elle est très bien supportée, d'autres où tous les malades se plaignent de douleurs et de gêne dans les mouvements. En 1893, à l'hôpital Ricord, nous avons observé, après de francs succès, une série mauvaise, et M. Balzer, nous en a expliqué la cause en nous disant que, le médicament étant épuisé, il venait de faire renouveler la provision. On serait porté à croire que les produits de la Pharmacie Centrale des Hôpitaux ne sont pas toujours réguliers, car M. Balzer qui se sert, pour sa clientèle, de préparations faites par des pharmaciens de la ville, n'a pas à enregistrer les mêmes mécomptes. Il ne faut pas oublier non plus que la lanoline est un produit mal défini, peu fixe, s'altérant rapidement à l'air (de jaune clair elle devient noire), et arrivant en ligne plus ou moins directe de Berlin qui en a le monopole. Or, pour mon compte personnel, je dirai, en paraphrasant le vers si connu de Virgile :

Timeo Germanos et dona ferentes.

Neisser a adopté une autre formule :

2. Hg métallique........................ 20 gr.
   Teinture éthérée de benjoin........... 5 —
   Vaseline liquide...................... 40 —

Il injecte tous les huit jours 2 ou 3 petites divisions de la seringue de Pravaz, c'est-à-dire 5 ou 6 centigrammes de mercure.

Avec cette formule, dit M. Balzer (1), qui l'a beaucoup employée, on obtient une division très grande du mercure.

Jullien ne se sert que de la préparation de Vigier, et il s'en trouve bien, ainsi que tous les praticiens qui en font usage. La formule que M. Vigier a publiée primitivement — et c'est encore la meilleure, selon nous — est ainsi conçue :

FORMULE N° 1

℞. Hydrargyre métallique.............	19 gr. 50
Onguent mercuriel..............	1 gr.
Vaseline......................	2 gr.

Ajouter :

Vaseline......................	7 gr.
Huile de vaseline..............	20 gr.

Ce qui fait 50 grammes d'huile grise contenant 20 grammes, soit 40 0/0 d'hydrargyre. Cette préparation est très bonne.

M. Vigier a modifié tout récemment le véhicule de façon à constituer un tout plus homogène et plus stable. Voici cette formule encore inédite et que M. Vigier a bien voulu nous communiquer lui-même : MM. Le Pileur et Jullien, qui l'ont employée à Saint-Lazare, la déclarent bonne.

(1) Balzer. *Thérapeutique des maladies vénériennes*; Paris, 1891.

FORMULE Nº 2

2. Hydrargyre métallique.................. 19 gr.
   Onguent napolitain (préparé avec
     axonge stérilisée)................... 2 —
   Axonge stérilisée .... 3 —
   Huile blanche stérilisée............. 20 —

C'est ce que M. Vigier appelle son *huile grasse* : si l'on ne spécifie pas sur l'ordonnance, et que l'on formule « huile grise », tout simplement, la Pharmacie Vigier délivre une préparation conforme à la formule nº 1 : c'est à celle-ci que nous nous sommes arrêté, en attendant que la seconde ait fait ses preuves. Comme on peut le voir, les proportions d'hydrargyre (40 0/0), dans la formule nº 2, sont les mêmes que dans la formule précédente. Jusqu'à présent, avons-nous dit, nous nous en sommes tenu à la formule nº 1, parce que cette préparation a l'avantage de ne pas rancir aussi vite que celle de la formule nº 2, la pétrovaseline étant une huile minérale (1). Nos malades, pour lesquels nous nous sommes servi indifféremment d'huile grise nº 1 récente et de préparations datant d'un an, ont tout aussi bien supporté les unes que les autres.

Sur notre demande, — car il est bon de savoir ce que l'on fait — M. Vigier a déterminé le poids d'un centimètre cube de son huile grise, c'est-à-dire le contenu d'une seringue de Pravaz ordinaire. Il résulte de ses recherches que c'est sensiblement le

(1) Dans la formule nº 1, il n'y a pas d'axonge pure et il y a moitié moins de pommade mercurielle, c'est-à-dire très peu de graisse.

poids de l'eau, ou plus exactement 1 gr. 10. Chaque seringue de Pravaz correspond donc à 0 gr. 40 environ de mercure métallique, ce qui fait 2 centigrammes d'hydrargyre par division de la seringue. La dose moyenne de chaque injection est de 2 1/2 à 3 divisions, soit 5 à 6 centigrammes d'hydrargyre, dose qu'il n'est guère utile de dépasser, car il faut toujours prévoir les accidents possibles (1).

Le manuel opératoire des injections d'huile grise est exactement le même que pour le calomel. Les mêmes précautions sont à prendre, sauf qu'il n'est guère indispensable d'enfoncer l'aiguille d'abord et d'ajuster la seringue ensuite. L'injection se fait en deux temps seulement au lieu de trois, et est également *intramusculaire*. On la renouvelle, comme nous l'avons dit, tous les 8 jours environ, aussi longtemps que cela paraît utile et qu'il ne se montre pas de signes d'intoxication. On peut la faire tous les six jours dans certains cas où il faut agir vite, et si le malade la supporte bien. La moyenne des injections d'huile grise, pour une cure, est de 8 à 10; mais il est quelquefois nécessaire de dépasser ce chiffre. Dans l'intervalle des injections, le malade peut vaquer librement à ses occupations, car ce traitement n'occasionne pas de gêne notable : on ne sent rien du tout, ou bien c'est une sorte de pesanteur, de pe-

---

(1) Nous avons injecté couramment, et pendant des années, l'huile grise à la dose de 0 gr. 10 d'Hg (5 divisions), sans le moindre accident ; or, nous en avons eu avec 0 gr. 06 (3 divisions). Quoi qu'il en soit, nous nous bornons maintenant à cette dernière dose, les effets curatifs ayant paru tout aussi satisfaisants à M. Jullien, qui est même descendu maintenant à 0 gr. 05 (2 divisions 1/2).

tite douleur contusive presque insignifiante (1). De plus, ce qui est appréciable, le patient n'est pas obligé de prendre le lit, ni même de garder la chambre, comme pour le calomel. Un de nos clients, officier supérieur, montait à cheval tous les jours pour son service; d'autres, hommes ou femmes, étaient à bicyclette toute la journée; un malade de Jullien s'en allait même patiner aussitôt après son injection. Aucun d'eux ne nous a signalé le moindre inconvénient; et nous n'avons aucune raison de supposer qu'ils y aient mis de la complaisance.

En résumé, nous dirons que le *calomel* est indiqué chaque fois qu'il y aura lieu de modifier énergiquement le processus syphilitique, soit dès le début du chancre initial, si l'on peut intervenir assez à temps pour juguler la maladie *ab ovo* en quelque sorte; soit dans le cours de la période secondaire, en présence de poussées successives, intenses et rebelles; soit enfin dans la période tertiaire, pour éclairer le diagnostic ou venir à bout d'accidents graves que les moyens classiques sont impuissants à modifier. Il nous semble que de tels avantages doivent faire passer sur les bien légers inconvénients de la méthode de Scarenzio; ces inconvénients, nous les

(1) Pour être rigoureusement exact et ne pas mériter le reproche que nous faisons à d'autres, d'être de parti pris, disons franchement qu'il y a des malades, toujours les mêmes, qui souffrent réellement à la suite de n'importe quelle injection, huile grise ou calomel. Avec la même aiguille et en vous servant du même flacon, 10, 15, 20, 30, 100 de vos malades ne sentiront par la suite que peu de chose ou rien du tout : un seul, par hasard, souffrira pendant trois ou quatre jours et sera gêné dans la marche; et, à chaque injection, ce sera la même chose. Empressons-nous de déclarer que ces cas fâcheux sont assez rares pour ne faire qu'un bien petit tort à la méthode.

avons énumérés, comme les avantages, avec la même bonne foi : le lecteur fera lui-même la balance.

Dans les cas moyens de la période secondaire ou secondo-tertiaire, en présence d'accidents non graves mais persistants, soit que les pilules n'agissent pas d'une façon suffisante, ou se trouvent contre-indiquées en raison de l'état des voies digestives, l'*huile grise* pourra rendre d'éminents services. D'une façon générale, ce serait se priver d'un moyen d'action excellent et commode en refusant, par principe, ce mode de traitement à un malade *qui le réclame à l'exclusion des autres*. Car il faut savoir — n'en déplaise à Messieurs les Réfractaires de la vieille école — que les malades de notre époque, au courant des progrès de la science, commencent à demander eux-mêmes les injections massives.

Quant à l'*oxyde jaune*, comme ce médicament n'est guère plus actif en somme que l'huile grise, on le réservera pour les cas où l'on n'aurait pas d'autre agent thérapeutique sous la main.

Toutefois il ne faut pas perdre de vue — nous ne saurions trop le répéter — qu'il y a des contre-indications absolues à l'emploi des injections massives, savoir : 1° le mauvais état de la muqueuse buccale et notamment des gencives ; 2° l'albuminurie révélatrice des lésions rénales ; 3° la cachexie accompagnant des maladies graves telles que la phtisie, le diabète, etc. ; 4° la convalescence des maladies infectieuses. En observant ces précautions élémentaires le praticien n'aura qu'à se louer, dans la majorité des cas, d'avoir employé un procédé dont les plus grands ennemis sont actuellement : la routine, le préjugé, la timidité. « Si le chirurgien n'a pas recours à cette admirable méthode, ce n'est pas, ce ne peut pas être qu'il la condamne, c'est qu'il l'ignore. » Voilà ce que disait Jullien (1) en 1892 ; nous dirons, nous : c'est qu'il n'ose pas l'employer ; car elle est désormais connue. Par suite d'un scrupule qui l'honore, le praticien hésite à appliquer à son malade un procédé dont il ne connaît pas à fond et la manœuvre et les résultats. C'est pourquoi nous nous sommes arrêté aussi longuement sur cette question qui nous paraît capitale : nous avons pensé être utile à nos confrères et à leurs clients en décrivant en détail la technique opératoire d'une méthode encore jeune certes, mais née viable (2).

Ayant la conviction que nous rendrons service à nos lecteurs plus encore par des faits que par des conseils, nous terminerons ce paragraphe en rapportant une observation détaillée, rédigée de bonne foi, la plus intéressante peut-être de toutes celles que nous ayions publiées. C'est presque vingt ans de la vie d'un syphilitique : on peut comparer les effets des diverses médications et se faire une opinion personnelle.

(1) *Loc. cit.*
(2) Nous ne ferons que citer les injections intraveineuses de sublimé, entreprise hardie qui nous vient de l'étranger et que nous avons vu pratiquer par Jullien sur un malade sévèrement atteint. Le malade introduisait lui-même l'aiguille dans la veine. Cette méthode est encore trop embryonnaire pour que nous puissions nous prononcer sur sa valeur.

Psoriasis palmaire et rhagades syphilitiques de la langue guéris définitivement par les injections d'huile grise ; syphilides du cuir chevelu rebelles à tout traitement : guérison à la suite d'une intoxication mercurielle ;

Par le D' F. Buret (1)

Dans notre séance du 27 janvier dernier, à propos d'une communication de M. Loup sur le rôle de l'hydrargyre dans la stomatite mercurielle, je vous signalais le cas d'un malade qui avait supporté sans accident jusqu'à seize injections consécutives d'huile grise et qui, cinq ans plus tard, fut pris d'une intoxication grave après la septième injection sans que nous ayions pu, M. Jullien et moi, trouver l'explication de ce fait déroutant. Je vous ai dit, à cette époque, que je me proposais de vous communiquer l'observation lorsqu'il se serait écoulé un temps moral suffisant pour permettre de tirer des conclusions utiles. Or, je crois pouvoir être en mesure, aujourd'hui, de tenir mes promesses.

Nous reprenons l'histoire, abrégée, de M. C..., chimiste, âgé de 45 ans et demi, dont nous avons déjà publié l'observation en 1891, relativement à la coexistence de l'herpès et du chancre induré : l'érosion herpétique avait évolué en même temps que le chancre et s'était terminée le même jour (2). Rappelons en quelques lignes la marche de la maladie.

Ce malade avait pris la syphilis en avril 1883. Il a absorbé pendant trois ans, et à intervalles réguliers, une cuillerée à soupe, par jour, de liqueur de Van Swieten.

(1) Communication à la Société de Médecine de Paris, séance du 13 octobre 1900.
(2) F. Buret. — *Des causes d'erreur dans le diagnostic de la syphilis* ; Clermont (Oise), 1891, p. 10.

Accidents secondaires insignifiants pendant les cinq premières années, c'est-à-dire roséole très fugace, à peine perceptible à l'œil nu ; quelques syphilides pustulo-crustacées sur les jambes, mais très discrètes. De temps en temps, plaques muqueuses des lèvres ou des amygdales, très petites, cédant en moins de huit jours aux cautérisations avec le nitrate d'argent. En somme, syphilis qui pouvait, jusque-là, être considérée comme légère. Le malade s'est mis au traitement mixte dès la quatrième année, puis a pris tantôt de l'iodure, tantôt des pilules de sublimé, quand il y a pensé.

Au début de la sixième année, accidents secondaires tardifs un peu plus tenaces : syphilide palmaire et plantaire qui dura six ans et ne céda qu'aux injections d'huile grise, comme nous le verrons tout à l'heure ; onyxis indolent et sec du gros orteil droit : l'ongle est tombé et a été remplacé par un autre. De temps en temps, quelques plaques muqueuses interdigitales. Accidents secondo-tertiaires très tenaces, consistant en psoriasis lingual d'abord, puis en rhagades très douloureuses des côtés de la langue et en ulcérations multiples et assez profondes de la face dorsale. Ce fut un jeu sans fin jusqu'en février 1893, c'est-à-dire pendant dix ans. Le malade avait à peine, dans le cours d'une année, un mois ou deux de répit. Lorsque les ulcérations guérissaient d'un côté, elles reparaissaient de l'autre, soit sur langue, soit sur la partie interne des joues et des lèvres. Fréquentes rhagades, commissures. En somme, on peut dire que la muqueuse buccale n'était presque jamais intacte. Et, deux fois par an, vers le printemps et l'automne, arrivait une poussée formidable d'ulcérations linguales très douloureuses, durant six à huit semaines, pendant lesquelles le malade pouvait à peine mastiquer ses aliments. En outre, il se trouvait réveillé dix, quinze ou vingt fois la nuit, par suite de l'intensité de la douleur pulsatile et mordicante. Il ne trouvait un repos relatif que grâce à une solution de cocaïne au 1/30e qu'il avait toujours à portée de sa main.

L'épithélium de la langue avait presque entièrement disparu : quelques rares îlots respectés entouraient le V lingual. La partie libre de la langue, surtout la pointe, était toute crevassée, les papilles turgescentes faisant saillie sur la face dorsale qui était fendillée, d'un aspect vernissé, luisant, d'un rouge vif, réalisant le type de la langue dite en dos de crapaud, à la couleur près. Sur les côtés, de nombreuses cicatrices attestaient la présence antérieure de petites gommes ayant évolué et éliminé leur contenu. Trois ou quatre fois des syphilides papulo-squameuses ont apparu sur le scrotum. Voilà donc une syphilis datant de douze ans, en 1895, et dont la marche peut-être résumée ainsi : six ans de tranquillité, six ans de cauchemar. Et rien ne faisait prévoir une tendance quelconque à la guérison, malgré le traitement régulier par la liqueur de Van Swieten, puis les pilules de sublimé et même les frictions (1). Nous étions donc absolument désarmé avec les moyens ordinaires : il nous sembla que jamais occasion ne serait mieux choisie pour essayer les injections insolubles dont les résultats, dans le service de notre excellent ami Jullien nous avaient vivement impressionné. Nous avons don   e chirurgien de Saint-Lazare de voir avec nous le mala   fut décidé qu'on commencerait immédiatement le traitement par les injections d'huile grise. Peut-être trouverez-vous que j'abuse un peu des détails pour une affection comme la syphilis qui passe pour être plus que connue ; toutefois je vous demanderai la permission d'être complet, car j'estime que cette observation, qui est une relation très fidèle des impressions d'un malade analysant bien, peut servir la cause de la méthode des injections et faire tomber les scrupules de bien des praticiens encore hésitants.

(1) L'iodure fut tout aussi inactif.

La première injection fut faite le 6 *janvier* 1895, dans l'épaisseur du grand fessier : aucun accident, aucune gêne. Tous les 8 jours, l'injection est renouvelée, tantôt à droite, tantôt à gauche, puis dans la région sus-trochantérienne de chaque côté : de cette façon, une injection n'est faite deux fois à la même place qu'après un intervalle d'un mois, au minimum. Le malade en a reçu seize pour cette première série qui nous a conduit jusqu'au 21 mai. Or, comment, pendant ces cinq mois, se sont comportés l'organisme et la maladie. Le malade lui-même nous a fort bien renseigné à cet égard.

Dès la première injection, amélioration notable de l'état général ; après la troisième, cicatrisation commençante des ulcérations buccales. Disons tout de suite — et l'on saisira l'importance de ce fait — que, dans le cours de la première semaine, le malade *abandonnait sa cocaïne devenue inutile et dormait toute sa nuit.* La cicatrisation fut complète en vingt et un jours. Le malade nous a fait remarquer à ce moment-là qu'il y avait longtemps qu'il ne s'était senti aussi vigoureux ; en outre, que ses lèvres qui avaient depuis deux ans la teinte ardoisée, avaient repris leur coloration normale. Y aurait-il eu un commencement de lésion cardiaque, d'origine spécifique, que l'imprégnation mercurielle profonde aurait arrêtée dans son évolution ?

Question que nous posons à de plus savants que nous sans essayer de la résoudre ; nous nous bornons à enregistrer.

A la neuvième injection, faite le 23 mars 1895, nous constatons que les syphilides palmaires et plantaires, qui s'atténuaient tous les jours, ont entièrement disparu. Or, ce résultat a été obtenu en six semaines après six ans d'efforts infructueux par les pilules, en dépit des affirmations de M. le Pr A. Fournier qui a déclaré la guérison des syphilides palmaires « si facile » avec les pilules de proto. Est-il encore du même avis ? nous en doutons

Comme ces lésions n'ont pas reparu depuis bientôt six ans, chez notre malade, on peut les considérer comme définitivement guéries. Voilà un premier point acquis. Disons, pour être rigoureusement exact, qu'une petite érosion a reparu à cette époque-là sur le côté droit de la langue ; mais elle n'a duré que quinze jours et n'a occasionné *aucune douleur* cette fois. Quelques syphilides pustulo-crustacées du cuir chevelu qui duraient depuis trois ans, mais d'une façon discrète, pâlissent et sont notamment réduites après la dixième injection. Il n'a été fait aucune application locale du médicament et le malade arrache constamment avec ses ongles, les croûtes ou squames qui se forment sur ces papules. Le 21 mai, après la seizième injection, elles ont encore diminué d'étendue, plusieurs ont même disparu, mais il reste toujours un ou deux petits points tenaces. La petite érosion de la langue s'est encore montrée, mais d'une façon très fugace.

Maintenant, comment le malade a-t-il supporté ce traitement au point de vue local ? Au début, réaction nulle. A la troisième injection, sensation d'un point douloureux ou mieux d'une contusion profonde au lieu de la piqûre. Depuis, le malade ne s'est même pas aperçu qu'on l'injectait tous les huit jours : il vaquait à ses occupations et montait à bicyclette. Toutefois, la quinzième injection, faite à droite, a produit un noyau douloureux qui a impressionné le nerf sciatique. Le malade ayant eu une névralgie sciatique droite en 1893, nous avons cru tout d'abord à une manifestation rhumatismale ; mais la seizième injection ayant provoqué presque immédiatement les mêmes effets à gauche, nous avons été forcé d'en conclure que la gangue produite par l'huile grise sur un sujet quelque peu lardé, pourrait bien y jouer un certain rôle. Au surplus, ces phénomènes disparurent dans la huitaine, ce qui justifia notre hypothèse. Une très légère gingivite nous fait suspendre les injections. A chacune, le malade a reçu le quart d'une seringue de Pravaz, ce qui fait, pour 0 gr. 25 d'huile grise, 0 gr. 10 d'hydrargyre ; en tout 0 gr. 60 pour les seize injections. C'est pourquoi nous avons jugé prudent d'arrêter pendant plusieurs mois, comptant sur l'action prolongée du mercure pour avoir raison d'une petite érosion indolente de la langue qui a encore reparu. Nos prévisions se vérifient pleinement et le malade est tranquille tout l'été de 1893.

En novembre, les syphilides du cuir chevelu affectent une allure qu'elles n'avaient pas encore revêtue jusque-là. Le petit point tenace s'est étendu en circonférence et est devenu une véritable plaque circinée de la dimension d'une pièce de 2 francs. Nous commençons une nouvelle série d'injections le 23 novembre. La première, à droite, est à peine douloureuse : elle a donné une petite sensation contusive pendant trois jours. La seconde, faite le 5 décembre à la fesse gauche, est douloureuse et fort gênante pendant huit jours : elle produit un gonflement gros comme le poing qui ne donna lieu à aucune suite fâcheuse. Nous nous expliquons ce fait : l'aiguille a dû pénétrer dans une gangue de tissu cicatriciel résultant des injections préalables.

15 novembre 1893. — Le malade vient réclamer de nouvelles injections, car les syphilides du cuir chevelu persistent et une petite érosion est survenue sur le côté gauche de la langue, en même temps qu'une papule du scrotum. Trois nouvelles injections sont pratiquées, ce qui porte à cinq le nombre de cette deuxième série à la fin de décembre 1893 : elles ont été fort bien supportées.

Nous voici en 1896. Après quatre mois de calme, il survient, le 1er mai, une ulcération très douloureuse du bord libre droit de la langue. Les syphilides de la nuque sont stationnaires. Nous redonnons deux injections : l'accident lingual est complètement guéri en douze jours, les croûtes de la tête sont en voie de disparition. — Comme on a pu le voir, le bilan de l'année 1895 se solde par un bénéfice : la guérison définitive des syphilides palmaires et plantaires. Les autres accidents ont notablement diminué d'intensité. Pendant toute l'année 1896, nous assistons à la lutte entre le virus et l'agent thérapeutique : nous n'avons pas de succès définitif à enregistrer, mais nous gagnons visiblement du terrain.

Au 30 novembre, les ulcérations linguales n'ont pas reparu et l'épithélium est reformé depuis longtemps ; mais le circin de la nuque est plus étendu que jamais ; il mesure 7 centim. de diamètre. C'est la dernière forteresse où le virus va se réfugier. Nous reprenons une série de quatre injections. Les accidents s'atténuent.

En février 1897, bien qu'on n'ait pas fait de nouvelle injection depuis la fin de décembre 1896, il ne reste plus à la nuque qu'une petite croûte grosse comme un grain de plomb ; ce qui prouve bien que l'action du mercure se continue pendant un certain temps après qu'on en a cessé l'emploi. Mais cette petite croûte devient bientôt le centre d'un nouveau circin et une petite rhagade douloureuse se creuse, le 1er mars, sur le bord droit de la langue. Nouvelle série de huit injections. La langue guérit définitivement en vingt-six jours ; la nuque reste dans le *statu quo*. — Le 2 octobre, les syphilides du cuir chevelu augmentant en circonférence, on redonne huit injections, ce qui nous amène jusqu'en février 1898. — L'année 1897 nous permet donc d'enregistrer un gros bénéfice : la guérison définitive des ulcérations linguales, car elles n'ont pas reparu depuis près de quatre ans (1).

L'année 1898 se passe tant bien que mal : les syphilides du cuir chevelu vont et viennent, mais tiennent bon. On refait cinq injections de novembre à décembre.

Nous arrivons en 1899. Les syphilides crustacées de la

(1) L'iodure de potassium, donné à plusieurs reprises, pendant trois ou quatre semaines, à la dose de 1 gr. et 1 gr. 50 par jour, n'avait produit aucune modification appréciable.

nuque deviennent plus envahissantes qu'elles ne l'ont jamais été : les cercles s'agrandissent, et, en avril, leurs segments dépassent la limite des cheveux et s'étendent sur le cou et vers l'oreille gauche. Le malade, étant toujours tenté d'arracher les croûtes ou pellicules qui se reforment constamment sur les papules, celles-ci restent d'un rouge vif tout à fait révélateur qui contrarie notablement le patient. Il est bon d'ajouter que, jusque là, il n'y eut que des améliorations plus ou moins marquées, mais jamais de disparition complète des croûtes. Il restait toujours un ou deux petits points, gros comme des grains de millet, qui devenaient les centres de nouveaux cercles de syphilides croûteuses allant en s'agrandissant de jour en jour. Jamais, au dire du malade, sa nuque n'avait été dans un pareil état : son cou commençait à provoquer des réflexions ou même des questions. Aussi se décide-t-il à se soumettre à une nouvelle cure pour avoir raison de cette poussée. Le Dʳ Jullien est consulté et il est convenu que, si l'huile grise reste encore inactive, on aura recours au calomel.

Les injections d'huile grise, à 6 centigrammes cette fois, sont faites très régulièrement tous les huit jours, à partir du 7 avril, la dernière le 26 mai, ce qui fait sept, très exactement. Aucun trouble n'était survenu jusque-là, lorsque le malade est pris subitement d'une entéro-colite qu'il croit tout d'abord être de la cholérine, en raison de la spontanéité et qui lui fait dire : « C'est comme un empoisonnement ». En effet, c'était bel et bien de l'intoxication mercurielle, car la stomatite, dont il n'y avait jamais eu de trace jusque-là, éclate très violente vers le 9 juin. Les fesses laissent percevoir, au toucher, des nodosités dures et douloureuses aux endroits injectés, et c'est tellement sensible que le malade, qui garde le lit, ne peut rester couché sur le dos. Anorexie complète ; fièvres et sueurs. Cet état dure dix jours, avec de rares moments de rémission, puis le calme renaît dans les dix autres jours, entrecoupé de débâcles pénibles et de quelques retours offensifs.

1er juillet 1899. — Le malade est entièrement rétabli, bien qu'il ait notablement maigri, mais sa constitution est vigoureuse. Chose remarquable : les syphilides de la nuque ont disparu pendant cette tempête, et au 1er juillet 1899, c'est-à-dire cinq semaines après le début de l'intoxication, il n'était plus possible d'en trouver la trace. Le malade s'est fait couper les cheveux presque ras, ce qu'il ne pouvait plus se permettre depuis 1892. La guérison s'est maintenue jusqu'au présent jour, pendant plus de quinze mois, et rien ne semble faire présager de retour offensif. Depuis le 1er juillet 18.. le malade n'a pas constaté le moindre accident imputable à la syphilis, pas plus à la langue qu'aux mains ou à la nuque ; depuis cette époque, il n'a suivi aucun traitement. Il serait difficile, sans parti pris, d'y voir une simple coïncidence. L'état général est excellent : le sujet a récupéré sa vigueur d'antan : « C'est comme un renouveau, nous a-t-il dit, je dois être récuré à fond ».

RÉFLEXIONS. — Sans partager absolument l'optimisme de notre malade et tout en faisant les réserves que nous commande l'expérience relativement au tertiarisme, nous sommes cependant bien obligé de constater les faits et d'avouer que la situation se présente sous un aspect plutôt favorable. Récapitulons et analysons. Voilà un malade syphilitique depuis dix-sept ans, qui a présenté, pendant les six premières années, des accidents fort légers et très espacés. Les six années suivantes ont été marquées par des accidents successifs, qui n'avaient rien de grave ou d'horrible, mais très tenaces, souvent douloureux, en tout cas absolument rebelles au traitement classique rationnellement suivi. Puis, pendant quatre ans, c'est la lutte sans trêve entre le virus et le mercure, l'imprégnation profonde de l'organisme par des injections massives. La syphilis, troublée dans sa quiétude, va, vient, s'agite, saute d'un point à un autre et perd peu à peu du terrain. Au bout d'un an, elle a abandonné les extrémités : les syphilides palmaires et plantaires ne sont plus qu'à l'état de souvenir ; deux ans plus tard, la langue est libérée, mais le virus se réfugie dans le cuir chevelu : les efforts de l'huile grise restent, pendant un an, complètement inutiles. Il faut l'intoxication pour lui faire lâcher prise. Est-ce la guérison définitive, cette fois ? il est permis de l'espérer sans qu'on puisse l'affirmer : il y a tant de surprises dans le domaine de la syphilis !

Au point de vue thérapeutique, cette observation est également bien intéressante, car elle nous montre de combien de mystères est encore entourée l'action des médicaments sur l'organisme. Ainsi voilà un malade qui a eu les fesses farcies d'injections d'huile grise d'une façon intermittente pendant quatre ans, et cela sans le moindre accident. La première cure a été de *seize* injections consécutives à dix centigrammes d'hydrargyre, sans autre chose qu'une gingivite à peine appréciable, autour d'une seule dent. D'autres séries d'injections sont faites, tantôt de cinq, tantôt de quatre, puis de huit, toujours à 0 gr. 10. La dernière série est de *sept*, à 6 centigrammes cette fois : dix jours après, éclatent des accidents sérieux d'intoxication. Pourquoi ?

Le malade était-il dans un état de réceptivité spéciale, plus impressionnable au mercure ? ou bien l'hydrargyre, enkysté en quelque sorte dans les gangues cicatricielles, a-t-il subi sa transformation graduelle en sublimé sans que celui-ci ait pu être absorbé au fur et à mesure de l'opération chimique, et s'est-il produit une résorption en masse à un moment donné ? Toutes ces hypothèses sont soutenables, mais il n'en est pas moins vrai que nous devons nous contenter de poser la question sans la résoudre et nous contenter d'épiloguer sur le résultat. Si

la guérison définitive des syphilides croûteuses de la tête
est obtenue — ce qui deviendra de plus en plus probable
au fur et à mesure que les mois et années s'accumule-
ront (1) — nous serons forcé d'en conclure que, pour
certains cas rebelles, il peut être nécessaire de mercu-
rialiser jusqu'à effet toxique, médication hardie que
justifieraient seuls la forte constitution et le consente-
ment du malade, dûment averti. Il faut s'empresser d'a-
jouter que l'injection au calomel n'a pas été tentée : c'était
l'ultime ressource que nous eussions certainement essayée sans la circonstance de l'intoxication, qui n'était
pas prévue, mais fut héroïque en la circonstance. Certains
détracteurs nous ont objecté que le calomel n'agissait
que parce qu'il empoisonnait les malades. C'est absolument faux ; nous devons plusieurs succès au calomel,
notamment la guérison presque vertigineuse du chancre
au début et l'abortion de la syphilis : jamais — M. Jullien
non plus — nous ne fûmes obligé d'arriver jusqu'à l'intoxication pour obtenir ce résultat. Dans le cas de notre
malade, l'intoxication fut un résultat heureux, si nous
pouvons nous exprimer ainsi, mais ce n'était pas un effet
voulu et, bien que précieux en la circonstance, il ne
saurait être érigé en méthode de traitement.

Toutefois ce fait isolé, qui dut se reproduire fréquemment au XV° siècle, où l'on empoisonnait véritablement
les malades, semble expliquer — sans l'absoudre — le
principe de nos prédécesseurs qui abusaient des frictions
et les poussaient jusqu'à la salivation. Nous ne pouvons
approuver une méthode qui consistait à substituer de
parti pris un empoisonnement véritable, avec toutes ses
conséquences, à une maladie qui, elle, était loin de présenter, dans tous les cas, les mêmes symptômes et la

_____

(1) A l'heure actuelle, et il y a maintenant plus de deux ans,
aucun symptôme syphilitique n'a reparu ; le malade n'a pas
refait le moindre traitement.

même gravité. La morale qui se dégage du fait intéressant que nous venons d'étudier, c'est que, dans certains cas graves ou tenaces, il ne faut pas désespérer absolument de la guérison ; même lorsque toutes les armes de notre thérapeutique ont piteusement échoué. Tout dépend de la résistance du sujet, et il est bon de savoir que, même dans les cas les plus désespérés, il y aura encore une chance de salut en jouant le tout pour le tout.

Cette communication donne lieu à la discussion suivante :

M. Dubuc demande à M. Buret pourquoi il n'a pas essayé l'iodure à hautes doses et pourquoi les injections insolubles sont toujours faites dans la région lombaire.

M. Buret répond que l'iodure a été donné à plusieurs reprises aux doses de 1 gr. et 1 gr. 50 par jour sans aucun effet. Il n'a pu augmenter les doses, car le malade, en ayant pris une fois 2 grammes, a passé une nuit épouvantable par suite de l'œdème des paupières et des douleurs intolérables dans les sinus frontaux. Il s'est déclaré décidé à garder sa glossite tertiaire plutôt que de recommencer. Il n'y avait donc pas à insister. Quant au lieu d'élection des piqûres, on a choisi les fesses à cause de leur masse musculaire et de leur situation plutôt protégée contre les chocs. La région du dos ne présente pas la même épaisseur de muscles, et des contusions — pas toujours innocentes en la circonstance — pourraient se produire journellement aux environs des épaules en raison de la profession ou des sports de chaque sujet.

M. Tissier estime qu'on ne peut pas dire que les pilules sont inefficaces tant qu'on ne les a pas essayées pendant de longues années : on a vu des malades guérir au bout de 20 ans, rien qu'avec le traitement par les pilules.

M. Buret. On a vu aussi des syphilis s'éteindre toutes seules, sans aucun traitement. S'il faut tant d'années que cela pour pouvoir se permettre d'essayer les injections intra-musculaires, on risquerait souvent d'attendre le décès du malade, même mourant de vieillesse, pour convaincre les détracteurs du procédé de Scarenzio que les pilules sont restées impuissantes. Et, tout compte fait, on préfère encore guérir son malade rapidement par un procédé qui n'est pas goûté de tout le monde, que d'attendre pendant 20 ans un résultat très problématique avec les vieilles méthodes. Le malade partage souvent cette façon de voir. Nous n'avons pas l'intention d'imposer une panacée ; tout en reconnaissant que les pilules, la liqueur de Van Swieten ou les frictions réussissent dans la plupart des cas et suffisent, nous disons qu'il est très légitime de s'adresser à des moyens plus actifs lorsqu'on se trouve en présence d'accidents rebelles, tenaces et, à plus forte raison, graves.

M. Millée ne partage pas l'opinion de M. Tissier. Non seulement il trouve très rationnel de s'adresser aux injections quand les pilules ont échoué, mais il estime que le praticien n'a pas le droit de se cantonner dans un procédé routinier manifestement inefficace, du moment où il existe des faits démontrant que la guérison peut être obtenue par d'autres moyens. Tout dépend des accidents que présentent les malades : il faut varier ses moyens d'action au moindre insuccès. Il rapporte le cas d'un malade atteint d'une névrite optique qui avait résisté à toutes les pilules et même aux frictions. La guérison fut obtenue très rapidement avec quelques injections de cyanure de mercure à 1 0/0. M. Millée considérait ce malade comme devant perdre la vue à brève échéance. Ce n'est pas tant la dose de mercure qui agit que la forme sous laquelle on l'administre, selon les cas.

M. Burnet partage entièrement la façon de voir de M. Millée. Au point de vue thérapeutique, on doit considérer que la syphilis n'existe pour ainsi dire pas : il n'y a *que des syphilitiques* ; et, chez un même syphilitique, chaque espèce d'accident réclame, dans certains cas, un traitement particulier, ou plutôt le mercure sous une forme particulière qui lui conviendra mieux que telle autre.

M. MILLÉE va plus loin : il est d'avis que, chez certains malades, il faudrait presque une préparation mercurielle spéciale pour chaque organe.

La séance est levée à 5 h. 40.

Le Secrétaire Général,
Dr F. BURET.

II. Iode et ses composés.

L'*iode*, sous forme d'iodure de potassium, fut employé pour la première fois dans le traitement de la syphilis par Wallace, de Dublin, vers 1835. La méthode de Wallace fut aussitôt expérimentée par Ricord, Trousseau et quelques autres. Nous ne citerons que pour mémoire les premiers essais de Girtanner qui administra tout d'abord l'éponge brûlée contre les ulcères vénériens de la gorge ; puis ceux de Coindet, à Genève, de Bréra, à Padoue, et Biett, à Paris, qui substituèrent l'iode seul à l'éponge brûlée. L'iode, à l'état pur, est un médicament assez délicat, sinon dangereux à manier (1) : il est beau-

(1) Toutefois M. le Dr Bouveyron (de Lyon), conseille, dans les syphilis graves qui ont résisté au traitement mixte (mercure et iodure) ou qui ont été incomplètement modifiées par ce moyen, l'emploi de l'iode métallique administré à haute dose, jusqu'à 15 centigrammes par jour.

♃ Iode...........................	1 gr.	
Iodure de potassium	q. s. pour dissoudre.	
Glycérine......................	10 gr.	
Acide citrique.................	15 gr.	
Sirop de sucre.................	1000 gr.	

coup plus facile à administrer et à faire supporter sous forme *d'iodure de potassium*. C'est le sel de beaucoup le plus employé, soit à l'intérieur en solution, soit localement sous forme de pommade. Les iodures de sodium et d'ammonium à l'intérieur, les iodures de plomb, d'or, d'arsenic, etc. à l'extérieur, ne paraissent pas avoir d'avantage marqué sur l'iodure de potassium : nous ne nous occuperons donc que de ce dernier, et c'est de lui qu'il s'agit, quand on parle de « l'iodure » sans autre désignation.

Voies d'absorption de l'iodure. — Les deux voies principales d'absorption de l'iodure sont la *voie cutanée* et la *voie stomacale*, selon que le praticien voudra exercer une action locale ou générale, et, dans certains cas, les deux à la fois. La *voie rectale* sera une suprême ressource, dans le traitement général, lorsque l'estomac protestera formellement et qu'il y aurait danger à passer outre en présence du dégoût des aliments, de la dyspepsie douloureuse, des nausées et des vomissements que l'on observe chez certains malades. Quant à la *voie hypodermique*, qui a été proposée par quelques auteurs, nous ne ferons que la mentionner, à cause des difficultés que ce

On commence par deux cuillerées à bouche pour aller jusqu'à neuf. Chaque dose de la solution, pour empêcher la combinaison de l'iode avec les matières alimentaires, devra être prise une demi-heure avant le repas. Le malade ne devra rien absorber, sauf en cas de gastralgie, quelques cuillerées de sirop de sucre à l'eau distillée, car l'iode est précipité par l'eau ordinaire.

M. le Dr Bouveyron relate trois observations de syphilis graves, rebelles à tout traitement, qui ont été rapidement améliorées par l'iode métallique. — Nous attendons, pour nous prononcer, un plus grand nombre d'expériences.

procédé présente dans la pratique. L'iodure de potassium est un caustique, il ne faut pas l'oublier; or, il serait difficile d'en introduire journellement sous la peau des doses suffisantes en solution un peu étendue. Une solution concentrée dans le tissu cellulaire, amènerait presque infailliblement des eschares.

Pour la voie cutanée, l'iodure de potassium est prescrit généralement sous forme de pommade au $\frac{1}{10}$; mais disons tout de suite que ce topique est bien plus employé contre les engorgements ganglionnaires de nature scrofuleuse que contre les manifestations syphilitiques. Nous ne nous y arrêterons pas. C'est à la voie stomacale qu'on s'adresse de préférence lorsqu'on veut administrer l'iodure de potassium à un syphilitique.

Sans anticiper sur le chapitre qui traitera des indications du mercure et de l'iode, nous pouvons dire que, d'une façon générale, l'iodure est réservé pour la période tertiaire. Notre avis, à nous, est que ce médicament doit être employé contre toute manifestation tertiaire de la syphilis, à quelque âge que ce soit, mais là seulement. Aussi ne saurions-nous approuver la conduite de certains médecins qui administrent l'iodure à tort et à travers, avec l'idée fausse qu'il est inoffensif; et cela, parce qu'ils savent — souvent par ouï-dire — que, dans le traitement de la syphilis, on emploie le mercure et l'iode. C'est d'ailleurs tout ce qu'ils en savent, de ce traitement neuf fois sur dix (1). Ils ont entendu parler d'une

(1) Et nous ne saurions leur en faire un crime; car, pour connaître les maladies vénériennes, il faut avoir voulu ou pu les étudier. Or, le jeune étudiant, tout frais émoulu docteur et des-

méthode intermittente, d'un certain *petit tableau* et autres barèmes très commodes où le traitement est indiqué d'une façon mathématique. Alors tout syphilitique, que son cas soit grave, moyen ou insignifiant, est condamné d'abord aux pilules de *proto*, puis à l'iodure au bout de six mois ou d'un an. Qu'il ait des accidents ou qu'il n'en ait pas, la prescription est invariable : chaque client s'en va avec une ordonnance, parfois lithographiée -- *times is money* — qui correspond à l'un des quatre types suivants : proto, iodure, sirop de Gibert, iodure et proto.

Il y a même des praticiens qui, dans les cas de diagnostics incertains, donnent l'iodure par acquit de conscience, comme on prescrirait le régime lacté. Il y a une vingtaine d'années, nous avons entendu un Prosecteur dire à un étudiant inquiet sur la nature d'une ulcération de la gorge : « Je ne pense pas que ce soit syphilitique ; néanmoins, *par précaution*, prenez toujours 1 gramme d'iodure par jour en attendant d'autres accidents plus manifestes ». Eh bien je le regrette pour notre confrère, maintenant « illustre Maître » des jouvenceaux de la Faculté, mais c'est un contre sens thérapeutique.

tiné à exercer en province ou à végéter à Paris comme médecin de quartier, n'a pas eu le temps d'étudier la vénéréologie ou plutôt n'y a pas pris garde. Il a vu quelques chaudes-pisses dix ou quinze véroles, peu ou point de chancres mous ; il a retenu les mots copahu, cubèbe, mercure, iodure, iodoforme, et se considère comme sachant à fond tout ce qu'il est besoin de connaître pour des maladies « aussi banales ». On l'étonnerait beaucoup en voulant lui persuader que cette branche de la pathologie exige des études spéciales et une certaine expérience ne fût-ce que pour faire un bon diagnostic ; et que le maniement des substances précitées ne peut être démontré en cinq minutes comme la manœuvre d'un clystère.

L'iodure de potassium se donne, suivant les cas, à des doses qui varient entre 0 gr. 50, 1 gr., 6 gr., et même 12 et 15 grammes : sa toxicité est à peu près nulle, puisqu'on a pu aller jusqu'à 50 et même 60 grammes, toutefois la dose moyenne est de 1 à 4 gr. C'est en solution qu'on l'administre le plus souvent ; nous conseillerons donc de formuler ainsi :

$2\!\!\!\downarrow$. Iodure de potassium.... ,..........   35 gr.
    Alcoolat de mélisse.. ....   50 —
    Eau distillée......................   450 —

P. S. A. — Une cuillerée à soupe pour un demi-verre d'eau ou de lait. (1).

Chaque cuillerée à potage contient exactement 1 gr. d'iodure ; on l'étend d'un peu d'eau ou mieux de lait, ce produit facilitant la tolérance du médicament. On présente aussi l'iodure incorporé dans du sirop d'écorces d'oranges ; mais ce mélange de saveur sucrée et salée n'est pas très heureux, et la plupart des malades préfèrent tout simplement la solution. Si l'on étend suffisamment d'un liquide quelconque la cuillérée à bouche de solution iodurée, la saveur — peut-être désagréable, mais très supportable en somme — disparaît à peu près complètement.

Pour les malades que cette saveur rebute tout à fait, on a fabriqué des capsules et des dragées dosées à 0 gr. 25 : mais le traitement par les spécialités revient fort cher, car le flacon s'use vite. Nous conseil-

____

(1) Pour les petites bourses, supprimer l'alcoolat de mélisse et mettre 500 gr. d'eau distillée ; mais, pour les autres, il sera bon d'aromatiser. C'est de la suggestion : plus on perçoit de saveurs et d'odeurs différentes, plus il semble que le médicament agisse.

lerons plutôt de prescrire des capsules gélatineuses où le pharmacien introduira un demi-gramme d'iodure mélangé à une poudre inerte quelconque, selon la formule suivante, par exemple :

℞. KI................................ 0,50
   Poudre de réglisse.........⟩
   Carbonate de magnésie.....⟩ ââ.. q. s.
    M. S. A. pour une capsule.

N° 30.

Soit que l'on s'arrête aux dragées ou aux capsules, ne pas négliger de recommander au malade de boire un grand verre de lait ou d'eau sous peine, pour lui, de ressentir d'atroces crampes d'estomac, surtout les premières fois. Pour la même raison, l'iodure sera ingéré de préférence avant les repas.

Mais, si l'iodure n'est guère toxique, s'il n'empoisonne pas positivement, pour dire le mot, malgré les doses fantastiques que Wolf et Haslund ont administrées, il n'en est pas moins vrai qu'il provoque de sérieux inconvénients et que ceux-ci ont pu, dans certains cas malheureux, entraîner la mort. C'est que, si l'organisme le tolère, les organes protestent. Ces inconvénients de l'iode, devenant quelquefois de véritables accidents, sont connus sous le nom d'*iodisme*. Presque tous les malades y sont sujets, bien qu'à des degrés différents, et les troubles observés sont le plus souvent en raison inverse des doses ingérées. C'est ainsi qu'on pourra voir 2, 3 et 4 grammes d'iodure fort bien supportés par ceux-là mêmes qui avaient été atteints d'iodisme avec 0 gr.50 et 1 gramme.

Mais il faut savoir que le contraire peut également être observé. C'est ainsi que, sur la foi des traités... de pathologie, nous avons donné d'emblée 2 grammes d'iodure à un rhumatisant atteint de névralgie sciatique et qui, antérieurement, avait très bien supporté 1 gramme et 1 gr. 50 par jour prescrits dans d'autres circonstances. Le lendemain, il accourait chez moi dans un état lamentable : les paupières étaient le siège d'un œdème considérable qui lui permettait à peine d'ouvrir les yeux ; un coryza épouvantable avec céphalalgie intense due sans aucun doute à l'inflammation de la muqueuse des sinus frontaux, l'avait empêché de dormir une seule minute. Il était affolé. « Docteur, me dit-il, je viens de passer une nuit qui ne rappelle en rien celle de Walpurgis : s'il faut recommencer, j'aime mieux garder ma sciatique ». Quand un malade vous parle de cette façon, surtout étant données la gêne et les douleurs qu'occasionne la sciatique, on peut l'en croire. Je compris son peu d'enthousiasme pour un remède pire que le mal, et lui conseillai le séjour à la campagne et la patience. La sciatique partit comme elle était venue, au bout de trois semaines, et, depuis neuf ans, n'a pas reparu. Si le malade avait eu le triste courage d'ajouter pendant trois semaines, à sa sciatique, les horreurs de l'iodisme, on ne manquait pas d'enregistrer ce beau succès et d'attribuer au médicament les honneurs de la cure. *Post hoc, ergo propter hoc :* dire que c'est ainsi le plus souvent que s'écrit l'histoire, en thérapeutique !

Les inconvénients de l'iodisme les plus marquants sont dus surtout au *coryza* dont nous venons de montrer un échantillon, et à la *dyspepsie*. Le coryza peut aller depuis le simple « rhume de cerveau » jusqu'au gonflement inflammatoire et à l'œdème des muqueuses nasale, oculaire et même laryngée. A ces phénomènes s'ajoute la raideur des mâchoires (oreillons iodiques). Le larmoiement n'est que gênant, la rhinite n'est que désagréable ou douloureuse, mais l'œdème du larynx est dangereux. Dans deux cas observés par Huchard et Gouguenheim, cet œdème s'est accompagné de congestion pulmonaire et a entraîné la mort. Hâtons-nous de dire que, en général, ces phénomènes sont peu intenses, et disparaissent même rapidement lorsque l'accoutumance s'est établie. Néanmoins, il sera prudent de tâter la susceptibilité de l'organisme, et de ne jamais commencer que par des doses faibles.

Nous avons pu observer un bel exemple d'intolérance à la fois pour le mercure et pour l'iodure : il s'agit d'un étudiant en pharmacie qui ne peut supporter la moindre dose de l'un ou de l'autre de ces deux médicaments. Or, il a contracté la syphilis, et il va sans dire qu'on lui a immédiatement administré le proto. A la 6e pilule, il a été pris d'une stomatite effroyable, telle que les adversaires des injections hypodermiques n'en ont sans doute jamais vue chez les malades injectés. Les gencives, gonflées, ulcérées et saignantes ne retenaient plus les dents qui dansaient dans leurs alvéoles, et, pendant longtemps, le malade ne put absorber que des liquides. Cette stomatite, que nous avons eu toutes les peines du monde à améliorer, dure depuis *deux ans* et n'est pas encore tout à fait guérie. Ce même malade nous racontait qu'il ne pouvait pas, dans la reconnaissance des médicaments, placer sur sa langue une parcelle d'iodure sans être instantanément pris de coryza, douleurs des mâchoires, etc. Voilà un beau cas d'idiosyncrasie, un de ces cas particulièrement fâcheux à l'heure de la vérole . Le jeune étudiant avait, plus que tout autre, le droit de méditer ce quatrain plein d'enseignements dû à Baïf, l'un des poëtes de la Pléïade, dont faisait partie Ronsard (fin du XVIe siècle) (1) :

> Toi que l'amour espoinçonne,
> Berger, quand l'heure sonne,
> Prends garde à toi : si Phillis
> Te donnait la syphilis !

La maladie de notre jeune étudiant est très bénigne, il est vrai, et fort heureusement, car nous sommes désarmé : c'est un de ces syphilitiques qui n'ont pour ainsi dire pas d'accidents.

Tout en faisant des réserves pour l'avenir, je me borne à lui conseiller le grand air, les toniques et l'hydrothérapie, ne pouvant me résoudre — surtout en présence d'une affection qui ne se révèle actuellement par aucun symptôme — à lui infliger une médication qui le rendrait réellement et sérieusement malade.

En général, l'estomac tolère bien l'iodure, mais, chez certains malades, arrivent le dégoût des aliments, la saveur métallique, les nausées et même

(1) La constellation appelée *pléiade* par les anciens était composée de sept étoiles ; de même les groupes poétiques qui reçurent ce nom furent constitués par sept poètes. La première pléiade française, celle qu'on appelle « La Pléiade », créée sous Henri III, était composée de Ronsard, Dubellay, Remi Belleau, Jodelle, Dorat, Baïf et Ponthus de Thiard. Une autre pléiade se réunit sous Louis XIII.

les vomissements. Dans d'autres cas, moins rares qu'on ne se le figure, c'est la dyspepsie véritable et malheureusement persistante, c'est-à-dire l'estomac détraqué pour de longues années. Voilà des faits qu'il faut avoir présents à l'esprit, lorsqu'on croit devoir administrer l'iodure ; c'est un médicament qu'il faut réserver pour les indications formelles au lieu d'en gratifier les malades avec une légèreté qui, parfois, semble vraiment inconsciente.

On a proposé, dans ces derniers temps, d'associer le salol à l'iodure dans les proportions de 10 0/0, ce qui fait 0 gr. 10 de salol pour 1 gramme d'iodure : on se basait sur ce principe que, lorsqu'on assure l'asepsie des voies digestives, les accidents de l'iodisme sont supprimés. Nous devons à la vérité de dire, après plusieurs expériences, que cette assertion est bien hasardée. L'addition de salol a peut-être atténué la violence des accidents iodiques chez certains de nos malades, mais elle ne les a jamais complètement supprimés. Toutefois c'est un moyen bien inoffensif auquel on pourra avoir recours au besoin. — D'autre part, Jullien expérimente en ce moment un nouveau produit, la *benzo-iodhydrine* qui aurait, parait-il, les mêmes propriétés thérapeutiques que l'iodure de potasssium, sans exposer aux inconvénients de l'iodisme. L'avenir nous dira si nous devons classer définitivement ce médicament et s'il est destiné à remplacer avantageusement l'iodure de potassium. La même réflexion s'applique à l'*iodure de caféine*.

Nous ne parlerons que pour mémoire des *iodides* ou éruptions cutanées dues à l'iodure ; c'est bien peu de chose en comparaison avec les dyspepsies rebelles et les inflammations des muqueuses. Ces éruptions consistent en urticaire, érythèmes, œdèmes localisés, éruptions bulleuses suivies parfois d'ulcérations, purpura, dermites suppuratives, acné, etc. L'acné est une des plus fréquentes : il faut, dans ce cas, faire des lavages antiseptiques, avec soins de toilette très minutieux.

Il est encore, avons-nous dit, un moyen d'administrer l'iodure : c'est d'employer la voie rectale. On fera bien d'y recourir lorsque l'intolérance de l'estomac sera démontrée : on évitera au moins les troubles digestifs, car la muqueuse rectale s'accomode assez bien de la présence de l'iodure. Je ne dis pas que ce soit très pratique, mais c'est toujours une ressource à laquelle on devra penser, le cas échéant. Toute la question consiste à habituer le malade à garder, *sans le rendre*, un lavement de 100 à 300 grammes. En raison de la petite quantité de liquide, il est préférable d'indroduire la solution au moyen d'une seringue ou du simple appareil à irrigation, le clysoir de nos pères.

III. Toniques

Outre les deux médicaments principaux que nous venons d'étudier, il existe encore, comme nous l'avons dit, des adjuvants qui viennent renforcer la médication antisyphilitique. C'est même à ces adjuvants seuls qu'on s'adressera dans les cas où les malades ne pourraient absolument pas supporter le mercure et l'iodure, ou bien ne présenteraient pas d'accidents justiciables de ces deux médicaments. Sous le nom de *toniques*, on ne comprend pas seulement des substances pharmaceutiques, dont la liste serait vite épuisée, mais aussi et surtout l'hygiène, c'est-à-dire le régime, la bonne nourriture, l'exercice et le grand air, sans oublier l'hydrothérapie chaque fois que la chose sera possible.

A l'article « TONIQUES », la matière médicale nous indique immédiatement le fer et le manganèse qui sont des reconstituants dont l'action s'adresse aux anémiques, aux débilités en général, mais n'a rien de spécial en ce qui concerne la syphilis. On les administre aux malades qui en ont besoin pour toute autre cause, sans que le fait — alors plus regrettable encore pour eux — d'avoir pris en outre la vérole, soit une circonstance capable d'inciter le médecin à les choisir de préférence. Nous n'avons donc pas à nous arrêter sur ce point. Nous ferons les mêmes réflexions à propos de la diastase, de la maltine, de la pancréatine, de la protéine, etc., qui ont leurs indications spéciales, et peuvent rendre des services aux malades, syphilitiques ou non, mais n'ont et ne peuvent avoir d'action directe sur les effets du virus.

Toutefois, les toniques névrosthéniques peuvent exercer une action plus immédiatement utile, bien qu'également indirecte. Car, s'il est important d'assurer et d'entretenir la force d'assimilation du syphilitique, à plus forte raison faut-il soutenir sa force de résistance vitale, et celle-ci a son siège dans le système nerveux. Ce n'est pas la vérole, en tant qu'affection virulente, qui pourra léser l'estomac et enrayer l'absorption intestinale ; mais elle exerce, en tant que maladie constitutionnelle, une action déprimante indéniable qui se traduit, à des degrés différents, par l'affaiblissement du système nerveux. C'est donc celui-ci qu'il faut relever ; et pour cela, le *quinquina* est tout indiqué. Aussi avons-nous l'habitude de le prescrire à la plupart de nos malades. Et en effet, il ne faut pas oublier que nous sommes dans un siècle de névrose, où le tempérament sanguin, dans toute sa beauté vigoureuse, est une exception, presque un mythe ; dans un siècle où la constitution médicale est telle que Broussais lui-même, avec sa légendaire lancette, ne ferait peut-être pas une saignée par an.

Il existe toutefois des malades auxquels il n'est pas indispensable d'administrer les toniques. Nous voulons parler de ceux qui, sans évoquer à première vue l'idée de l'Hercule Farnèse, paraissent offrir une résistance suffisante à une syphilis moyenne, ou n'ont que des manifestations insignifiantes. Mais pour peu que le syphilitique présente des signes évidents de lymphatisme et à plus forte raison de scrofule, ou que la syphilis affecte une forme plus sévère que celles qu'on observe d'ordinaire, il faut tonifier. Nous prescrivons, dans ce cas, le vin de quinquina à la dose d'un verre à madère après chaque repas. Nous disons *après* et non avant, parce que le quinquina, dans un estomac vide d'aliments, y provoque des crampes quelquefois fort pénibles. Nous avons vérifié ce fait sur nous-même : en prenant tous les matins 60 grammes de vin de quinquina deux heures avant le déjeuner, nous avons obtenu les crampes stomacales en moins de trois semaines. C'est que le quinquina doit être donné comme tonique et non comme apéritif.

Maintenant, quelle espèce de quinquina doit-on choisir? La meilleure, naturellement; c'est-à-dire celle qui titre le plus de sulfate de quinine. Nous n'énumérerons pas les faux quinquinas, qui ne contiennent ni quinine, ni cinchonine — tel que le quinquina blanc de Mutis, par exemple — pour ne pas encombrer inutilement la mémoire. Les meilleurs quinquinas gris ne titrent guère plus de 8 0/0 de sulfate de quinine; les espèces intermédiaires entre les gris et les jaunes, c'est-à-dire les rouges plus ou moins nuancés, ne dépassent pas 15 0/0; tandis que les espèces Calysaya varient entre 21 et 31 0/0. Il faudra donc prescrire le *quinquina jaune Calysaya* pour avoir des chances de faire obtenir à son malade un bon produit. Nous disons « avoir des chances », car la plus grande partie des quinquinas Calysaya lancés dans le commerce, sont épuisés d'avance par l'acide chlorhydrique qui enlève une portion de quinine et de cinchonine, et cela, avant de quitter le sol américain. Achetés à des prix inférieurs par des droguistes plus pratiques que scrupuleux, ils sont revendus comme marchandise de premier choix. Mais le pharmacien, que nous devons toujours supposer sérieux, essaie les quinquinas qu'il emploie et arrête la fraude au passage (1).

(1) Il faut savoir toutefois que les vrais quinquinas coûtent cher, et qu'on n'en trouve pour ainsi dire plus sur le marché qui n'aient été soulagés d'une partie de leur quinine : aussi, quand ils titrent 20 0/0, doit-on l'estimer heureux. D'un autre côté, le client consent rarement à payer la bonne marchandise le prix qu'elle vaut, surtout quand de grandes épiceries pharmaceutiques livrent les produits à des prix incroyables de bon marché. Il est évident que les quinquinas vendus à des taux ridicules contiennent du sulfate de quinine dans des proportions

Ce serait peut-être le moment de dire quelques mots d'un produit qui a pour lui l'avantage d'être fort à la mode : nous voulons parler de la *kola*. Si les préparations de kola que nous offre le commerce étaient exclusivement à base de noix fraîche (2), nous pourrions peut-être espérer les mêmes effets utiles que ceux qu'on observe en pays indigène ; mais la plupart des spécialités dont l'Europe est inondée, sont à base de caféine à laquelle on adjoint une certaine quantité de teinture de kola, ce qui change considérablement la thèse. Il s'ensuit que, à part l'excitation temporaire produite par le médicament, son effet tonique se réduit en réalité à fort peu de chose. En résumé, on peut dire que la kola est un excitant qui agit à la façon de l'alcool, en donnant un coup de fouet à l'organisme, mais dont l'effet est bien fugitif.

Nous préférons, comme toniques, le *quassia amara*, la *gentiane*, la *coca*, que l'on administre sous forme de tisane ou de vin. La tisane de quassia amara se prépare en faisant macérer pendant deux heures 8 grammes de copeaux de bois de quassia dans un litre d'eau ; pour la tisane de gentiane, on prend 5 grammes de racine incisée qu'on laisse pendant quatre heures dans un litre d'eau froide. On

voisines de zéro : mais le bois reste. Le pharmacien consciencieux ne peut tenir contre cette concurrence déloyale, dont la preuve est difficile à faire : s'il maintient ses prix, il ne vendra rien ; s'il se résout à adopter ceux de son grand voisin, la marchandise perdra certainement en qualité. Impossible de sortir de ce dilemme.

(2) La noix de kola fraîche a un goût terreux insupportable ; aussi les industriels qui l'exploitent la font-ils d'abord torréfier pour la reprendre ensuite par l'alcool.

6

fait boire un verre à Bordeaux de l'une ou de l'autre de ces tisanes quelques minutes avant le repas. Le vin se prend à la dose d'un verre à liqueur ou à Madère, selon les cas, en se mettant à table. Aux malades qui ont une répulsion insurmontable pour les amertumes, nous prescrivons la préparation suivante qui est toujours favorablement accueillie :

℞ Vin de gentiane....................... } àà 150 gr.
    Sirop d'écorces d'oranges amères }

F. S. A. — Un verre à madère, dix minutes avant chaque repas.

La *coca* s'administre principalement sous forme de vin, dans lequel on a fait macérer des feuilles de l'*Erythroxylum Coca* : cette préparation a des propriétés à la fois stimulantes et toniques, tandis que la kola n'est qu'un excitant passager. Les vins à base de quinquina, coca et kola, réunissant les propriétés inhérentes à chaque substance, sont rationnels, car ils activent la circulation tout en tonifiant. L'iodure de fer, l'huile de foie de morue, les antiscorbutiques, etc., pourront rendre également des services au syphilitique anémié.

Hygiène du syphilitique. — Si les médicaments sont indispensables au syphilitique, il ne faut pas perdre de vue que les conseils d'hygiène que peut lui donner le médecin, sont de première importance. Avant tout, le praticien réconfortera son malade, même si le moral ne paraît pas affecté; en effet, tel qui, par bravade, se donnera des airs dégagés devant son médecin, sera le premier à ressentir les effets dépressifs inhérents à sa situation de vé-

rolé, en réintégrant son domicile. A ce propos, nous répéterons les conseils que nous donnions déjà en 1890, et
dont nous ne voyons pas une seule ligne à changer :

« L'homme le mieux trempé éprouve toujours une sensation cérébrale désagréable lorsque le médecin lui déclare qu'il est syphilitique. La légende peu rassurante,
— bien qu'exagérée — qui accompagne le mot *vérole*,
et surtout la perspective d'un traitement toujours long,
les conséquences sociales, l'inquiétude d'un être qui re-
doute sans cesse une catastrophe irrémédiable, la peur de
l'inconnu en somme, tout cela n'est pas fait pour assurer
la sérénité de l'âme. Aussi le rôle du médecin est-il de
rassurer tout d'abord le malade sur les conséquences
de son affection. Il doit, sans faire un cours de syphilio-
graphie, ce qui serait fastidieux, énumérer les principaux
symptômes possibles de la maladie. Il fera remarquer
à son client que le mot *terrible* ne s'applique plus guère,
de nos jours, qu'aux accidents moulés en cire et conservés précieusement au Musée de l'Hôpital Saint-Louis ;
qu'on n'est pas forcé — très heureusement — en sa qualité de syphilitique, de servir de modèle du genre en présentant, sur son individu, toute la succession des accidents vénériens ; enfin, qu'il lui faut en faire son deuil
et songer qu'il sera loin d'être le seul de son espèce.
Lorsque le malade a acquis la certitude qu'il ne peut re-
monter les boulevards sans croiser des centaines de
syphilitiques qui ne se portent pas trop mal ; lorsqu'il
a échangé des confidences avec des amis dans le même
cas que lui, et dont ni l'appétit, ni la vigueur musculaire,
etc., n'ont été diminués ; alors il reprend courage et
se soigne, ce qui est l'essentiel (1). »

Il ne faudrait pas, toutefois, tomber dans l'excès contraire et chercher à persuader à son client

(1) F. Buret. *La syphilis aujourd'hui et chez les anciens* ;
Paris 1890. Société d'éditions scientifiques. Chapitre XII, page 241.

que la syphilis est une plaisanterie ne méritant aucune sollicitude particulière. Loin de là, on lui démontrera que le traitement est indispensable; et que la maladie, généralement bénigne chez ceux qui se soignent, peut devenir grave ou même dangereuse chez ceux qui se soignent mal ou pas du tout. Gare aux gommes cérébrales : si l'injection de calomel n'a pas été faite en temps utile, c'est la mort ou le cabanon.

En même temps que vous indiquerez minutieusement ce qu'il faut faire, chose qu'on vous demandera toujours, n'oubliez pas de dire ce qu'il *ne faut pas faire*, détail sur lequel on ne vous interrogera presque jamais. Or, en supposant le malade remonté au point de vue moral, bien endoctriné et muni d'une ordonnance sérieuse, vous y ajouterez les conseils suivants : Le syphilitique doit mener une vie plus régulière qu'un autre, se coucher de bonne heure et éviter toute espèce d'excès. Il fuira l'alcool comme la peste, fumera peu ou pas du tout, se nourrira bien et sainement, et s'arrangera pour digérer. La vie au grand air, à la campagne quand on le peut, et l'exercice modéré sont des choses excellentes, de même que les distractions et les voyages dans les montagnes ou au bord de la mer : on n'a pas besoin, du reste, d'être syphilitique pour en ressentir les bienfaits. On évitera les climats extrêmes : le meilleur sera le climat tempéré dans un pays sec et chaud, d'autant que ce sera réalisable. Nous dirons à ce propos que la syphilis — qui peut à elle seule engendrer des arthropathies — semble exaspérer les manifestations rhumatismales préexistantes : nous avons trop souvent observé ce fait pour n'en avoir pas été frappé. Nous signalerons, par exemple, les douleurs sourdes qui apparaissent subitement, chez certains rhumatisants, quand le temps devient humide, aux endroits précis qui ont été longtemps avant le siège d'injections de calomel ou d'huile grise. Ne pas oublier, enfin — nous insistons sur ce point — que les excès de travail ou de veille, le surmenage en un mot, et les abus de boissons alcooliques peuvent amener par eux seuls des poussées syphilitiques.

Il va sans dire que le médecin, avant de formuler ses conseils, tiendra compte de l'âge, du sexe et du genre de vie de son malade. Il se préoccupera des maladies locales ou générales coexistantes et recherchera les diathèses possibles : nous ne faisons qu'indiquer ces différents points sur lesquels nous nous proposons de revenir.

Nous disions tout à l'heure que l'attitude des malades différait, selon leur tempérament, lorsqu'on leur confirmait une syphilis redoutée. A part quelques bravaches, qui posent aux insouciants et n'en pensent pas un mot, la majeure partie sont fort ennuyés et ne le dissimulent pas. Néanmoins, ils font bonne contenance. Chez les femmes, la petite crise de larmes presque obligatoire amène une détente heureuse et les rend plus dociles au traitement. Mais chez certains hommes nerveux, impressionnables à l'excès, l'effet produit peut aller jusqu'aux lipothymies et même jusqu'à la syncope. Nous en avons observé plusieurs exemples. D'autres, plus exaltés parlent de suicide, mais c'est rare. Dans les deux cas qui se sont présentés à notre observation, nous avons eu avec nos malades la petite conversation suivante que nous recommandons à l'attention de nos lecteurs:

— Alors, j'ai la vérole ! ! !
— Cela me paraît indéniable.
— Docteur, je sais ce qui me reste à faire. Pourri pour le reste de mes jours, condamné à me soigner éternellement sans espoir de guérison radicale, je n'ai plus qu'à me jeter à la Seine ou à me loger une balle dans la tête !
— Permettez : vous avez encore bien cinq minutes ?
— Oh ! docteur, vous avez le cœur de plaisanter !
— Je n'ai jamais été plus sérieux. Écoutez-moi. Vous vous tuerez, c'est entendu : je ne veux pas vous contrarier ; mais, comme je ne vois rien qui presse pour le moment, voulez-vous m'accorder une trève et consentir à vivre encore trois mois ?
— A quoi bon ?
— Voyons, faites-moi cette concession : trois pauvres petits mois !
— Mais c'est épouvantable ! que voulez-vous que je fasse, maintenant ? ma vie brisée......! plus d'espoir de mariage....! de famille.....!
— Croyez vous ?
— Oh ! non : vous dites cela pour me rassurer ; vous êtes dans votre rôle et je vous en remercie.... Je n'ai plus qu'à en finir !
— Mais puisque je vous dis et je vous repète que c'est convenu. Que ce soit maintenant ou dans trois mois, le résultat n'est-il pas le même ?
— Evidemment ; mais....
— Mais vous faites l'enfant. Je ne réclame de vous que l'obéissance passive — médicalement s'entend — pendant ces trois mois et nous ne soufflerons plus mot de votre suicide avant le jour fixé. Est-ce juré ?
— Eh bien, soit : je vais essayer le traitement et nous verrons bien.

Conclusion : avant les trois mois, les accidents visibles ayant disparu, les malades ne parlaient plus de se détruire et reprenaient goût à l'existence. Je les ai suivis pendant sept ou huit ans. L'un d'eux me déclarait tout dernièrement qu'il ne s'était jamais si bien porté et attribuait galement à sa syphilis l'honneur de ce résultat. Je n'eus pas de peine à lui démontrer que la syphilis n'était que la cause indirecte de cette vigueur, et qu'il fallait y voir très certainement l'influence de la vie régulière et rationnelle qu'il avait menée pendant plusieurs années, contrairement à ses habitudes antérieures. Il en convint et me demanda l'autorisation de contracter mariage : je ne vis pas d'obstacle sérieux à ce dénouement qui, après tout, valait bien l'autre primitivement entrevu dans un moment de désespoir. Je ne sache pas, ne l'ayant plus revu, qu'il ait eu à se repentir de s'être créé un foyer. Quant au second, qui est resté garçon, il se porte à merveille.

Parmi les médications auxiliaires de la syphilis, nous devons encore compter l'*hydrothérapie* en général, faite chez soi ou dans des établissements aménagés à cet effet ; et le traitement *hydro-minéral*, qui n'est réellement efficace que dans les stations thermales elles-mêmes.

Sous le nom d'hydrothérapie, nous comprenons les bains, les douches, les ablutions et même les simples affusions : nous y comprendrons également la *sudation*, cette dernière n'étant vraiment bienfaisante que si elle est suivie de douches. Mais nous ne pouvons nous arrêter longtemps sur ces questions accessoires qui sont traitées un peu partout et n'appartiennent pas spécialement à la thérapeutique de la syphilis.

Nous rappelons donc très sommairement que les *affusions froides* consistent à passer rapidement sur tout le corps une grosse éponge imbibée d'eau légèrement alcoolisée à l'eau de Cologne, et exprimée au préalable. La sensation de fraîcheur qui en résulte est délicieuse, surtout après une journée à bicyclette : c'est excitant et tonique à la fois. L'*ablution* consiste à exprimer sur le corps, dans le *tub*, en avant et en arrière, la même grosse éponge trempée dans l'eau, tous les matins en se levant. Elle a à peu près les mêmes effets, c'est-à-dire excitants et toniques, ainsi que la douche froide, mais c'est plus énergique que l'affusion. Aussi, pour les personnes trop nerveuses, conseillerons-nous les ablutions et douches avec l'eau tiède. Les *bains* sont excellents pour tout le monde, par mesure de propreté d'abord, et ensuite pour permettre à la peau de respirer. Toute la question consiste à ne pas les prendre trop chauds. Pour les nerveux — ils deviennent légion — on évitera les bains alcalins, trop excitants, et les bains de mer froids ou chauds, pour la même raison. Être très sobre de bains froids avec les rhumatisants qui se trouveront mieux de la douche, même froide, mais très rapide. Pour le syphilitique, le bain qui convient le mieux est le bain sulfureux, à cause de ses propriétés toniques, mais il ne faut pas perdre de vue qu'il est passablement irritant pour la peau. Il n'y a pas lieu de parler ici du bain de sublimé, qui est un médicament et non un tonique, car il n'agit que par le sublimé.

La sudation est un bon adjuvant du traitement

antisyphilitique en ce sens qu'elle aide à l'élimina.
tion du mercure ainsi que de certains éléments excré-
mentitiels et nuisibles, tels que ceux qui composent
l'urine (1), par exemple. On l'obtient de différentes manières, soit dans des boîtes où arrive
l'air chaud ou de la vapeur, soit dans des étuves
sèches ou à vapeur. Dans ces derniers cas, les *bains
de vapeur* prennent les noms de *bains turcs, bains
russes* ou bains *turco-romains*; le séjour dans les étuves
est toujours suivi de la douche froide ou tiède, ce qui
est préférable à la simple sudation.

Le traitement hydro-minéral consiste dans le séjour
des malades à certaines stations d'eaux sulfureuses
ou chlorurées sodiques. Encore faut-il approprier le
choix de la station au tempérament spécial du malade.
On ne doit demander aux eaux minérales qu'une
action tonique et reconstituante : elles agissent surtout, il faut le dire, en ce sens qu'elles font tolérer
l'hydrargyre et l'iodure, dont elles aident l'*élimination*.
En outre, il faut être très prudent dans l'adminis-
tration de ces eaux ; il sera bon de se borner à une
légère stimulation de l'organisme. Une action trop
excitante, fait observer M. Balzer (2), peut amener
des localisations viscérales dangereuses, les manifestations de la syphilis ainsi provoquées ne se bornant
pas toujours à la peau ou aux muqueuses (3).

(1) Certains sels de l'urine se retrouvent dans la sueur.
(2) F. Balzer. *Thérapeutique des maladies vénériennes* ; Paris
1891.
(3) Ces accidents ne sont pas à craindre avec le traitement
tel qu'il est pratiqué à Aix-la-Chapelle. Le malade, enfermé
dans une boîte, reçoit les vapeurs de la source thermale sulfureuse : une transpiration abondante s'établit et le mercure s'é-
limine. C'est ce qui permet aux médecins allemands d'adminis-

Pour terminer la liste des divers spécifiques ou traitements proposés contre la syphilis, nous citerons le *gaïac*, la *squine* et le *sassafras*, tombés dans l'oubli le plus complet en tant que médicaments anti-syphilitiques. Seul, le gaïac a survécu, sous forme d'extrait : on l'emploie quelquefois comme excipient dans la confection de certaines pilules. La *salsepareille* est également bien négligée ; elle subit le sort de toutes les préparations secondaires que l'on veut, bien à tort, mettre au premier plan dans le traitement d'une maladie : la réaction se fait et personne ne les prescrit plus. Toutefois la salsepareille est un tonique qui pourra rendre des services dans les cas où l'on est obligé de suspendre le traitement mercuriel.

Est-ce par la salsepareille ou par l'évacuation qu'agit la fameuse *tisane de Zittmann ?* peut-être par les deux à la fois. Cette préparation très compliquée n'est pas d'un usage courant, en France tout au moins ; car elle est peu pratique et même pénible à supporter. Il ne faut pas perdre de vue, en effet, que la cure consiste à absorber en 24 heures un litre de

tuer des frictions de 16 à 18 gr. d'hydrargyre par jour, ce qui ne pourrait avoir lieu sans accident dans les conditions ordinaires. C'est absolument le principe des guérisseurs du XVe siècle : toutefois les fameux fours d'où l'on retirait les malades sinon tout à fait « roustis », du moins quelque peu « roussis », sont avantageusement remplacés par les boîtes à sudation où le malade bénéficie en outre de l'action tonique des vapeurs d'eau sulfureuse. Jamais les médecins allemands n'ont eu à déplorer les localisations viscérales qu'on a quelquefois reprochées aux bains sulfureux proprement dits. — Il serait à souhaiter que le traitement d'Aix-la-Chapelle fût pratiqué en France; nous ne manquons pas de thermes sulfureux bien supérieurs, ne fût-ce que ceux d'Enghien, par exemple, aux portes de Paris.

décoction purgative, et cela, *pendant 15 jours de suite*. Le malade ne tarde pas à être écœuré d'avaler tout ce liquide, et fort ennuyé de se présenter 4 ou 5 fois par jour à la garde robe, ce qui n'est guère compatible avec une vie active. Aussi n'avons nous pu faire accepter ce mode de traitement qui est, en somme, bien inférieur aux autres. Toutefois il est fort en honneur à l'étranger, et le professeur Tarnowsky, de Pétersbourg, lui attribue la plupart de ses succès.

Nous ne ferons que mentionner la *sérothérapie*, méthode encore trop embryonnaire pour qu'on puisse se prononcer sur sa valeur réelle. Nous en dirons autant de la *méthode des ferments*, qui n'a rien d'irrationnel en soi, mais à laquelle nous demandons une série de faits bien observés et dûment commentés, avant de lui accorder une place dans la thérapeutique antisyphilitique.

B. TRAITEMENT LOCAL

I. Accident primitif (1)

Au point de vue purement local, le traitement du ou des chancres initiaux se réduit à fort peu de chose. Nous mettrons à part *l'éradication*, véritable opération chirurgicale qui consiste à enlever au bis-

______

(1) Il est évident que le sujet, après le coït, fera bien de se livrer à des soins de toilette minutieux et à des lotions de sublimé au $\frac{1}{2000}$, si possible; en outre, il cautérisera au nitrate d'argent les éraillures qui auraient pu se produire dans un acte vigoureux (nous avons observé ainsi, en 1885, une rupture

touri, non seulement le chancre induré, mais encore une bonne partie des tissus dans lesquels celui-ci se trouve enclavé. Localement, la guérison par première intention est la règle; mais au point de vue de l'infection générale, le résultat n'a pas paru couronner jusqu'à présent les louables efforts de ceux qui ont pratiqué cette excision. Celse nous semble être le premier chirurgien qui l'ait tentée, mais sans autre intention que la suppression d'une lésion locale. On l'aurait fort surpris en lui montrant la relation qui existait entre le petit bouton calleux de la verge, à peu près insensible, dont il conseillait l'excision (*occalescit in cole…, idque omni pene sensu caret : quod ipsum quoque excidi debet*) (1), et le *ficus*, les *marisques*, les *sordidi lichenes*, *l'ulcus turpe* et autres agréments qui sillonnaient le corps des Romains syphilitiques (*ficosi*) au siècle d'Auguste. Reprise de nos jours par différents chirurgiens, Jullien entre autres, cette opération mérite de rester encore à l'étude (2) ; combien nous aimons

du frein). Si, par la suite, la partie adverse est reconnue syphilitique, le praticien pourra appliquer une pointe de feu sur les points érodés : mais il faut que cette précaution soit prise dans les trois ou quatre jours qui suivent les rapports dangereux, et il est rare que le médecin soit consulté à cette époque-là.

(1) A. Cornelius Celsus. *Medicina* ; lib. VI, cap. XVIII.

(2) C'est une grosse question qui est encore loin d'être élucidée. Pour que la dissection et l'extirpation du syphilome primitif pût réussir, il faudrait envisager l'évolution du chancre induré comme une étape pendant laquelle l'organisme s'infecte peu à peu, le virus se développant *in situ* dès la première minute de l'apparition du chancre, mais pas avant. Alors — toujours théoriquement — plus on intervient vite, plus on a de chances d'empêcher l'infection générale. Mais tout cela n'est pas démontré ; il est permis, en effet, de se demander pourquoi cette incubation relativement longue, si le ou les chancres

mieux l'injection de calomel ou *calomel abortif*, que le même Jullien pratique couramment et avec un pourcentage de succès assez respectable pour troubler ses adversaires de parti pris. Nous ne terminerons pas notre chapitre sur la syphilis sans étudier cette question avec tous les développements qu'elle comporte.

Bien des syphiligraphes traitent le chancre initial — toujours au point de vue local — par la simple expectation: c'est le traitement par excellence des cas douteux, où il importe d'être fixé. On peut, il est vrai, le recouvrir de quelque poudre inerte, le calomel, par exemple, ou mieux, l'enduire d'onguent napolitain ou d'onguent gris : ce dernier traitement est fort apprécié des petites bourses. Il en vaut bien un autre puisque l'accident primitif, qui dure environ six semaines, quelquefois davantage, rarement moins, guérit seul le plus souvent, quoi qu'on fasse. A moins toutefois que le malade n'ait l'idée lumineuse de le cautériser vigoureusement: la lésion deviendrait alors un peu plus grande et laisserait une cicatrice visible ; peut-être même aurait-on à soigner les suites d'une cautérisation énergique, alors que le chancre lui-même aurait complètement disparu.

Indurés sont le foyer et non la première résultante de la vérole confirmée ? Avec la chancrelle — affection toujours locale, quels que puissent être le nombre et les dimensions des chancres successifs — nous voyons ces chancres se développer presque immédiatement, quelques jours ou même quelques heures après le coït suspect. Toutes ces raisons nous font craindre que les partisans de l'excision, quelque estimable que soit leur but, ne recueillent pas le fruit désiré, tout en infligeant à leurs malades une dissection toujours pénible et parfois laborieuse.

7

Il est bien entendu que nous ne parlons ici que de l'érosion simple, sans cette ulcération suppurative qui caractérise les chancres mixtes, lesquels tiennent également du principe chancrelleux. Toutefois, il faut savoir que, sur certains terrains prédisposés — les scrofuleux, par exemple, qui fabriquent du pus d'une façon presque constante — le chancre induré peut se compliquer de suppuration, d'ulcération et même de bubon, sans que la chancrelle soit en cause. C'est le *scrofulate de vérole* dont parlait Ricord. Là seront indiqués les lavages et pansements antiseptiques (eau boriquée, solution de sublimé au $\frac{1}{2000}$) et, au besoin, les attouchements avec une solution de nitrate d'argent au $\frac{1}{30}$ ou au $\frac{1}{20}$. Quant aux *chancres malins* ou *gangréneux*, de plus en plus rares de nos jours — surtout en dehors de la chancrelle — ils sont justiciables de la chirurgie proprement dite ; encore, cette dernière se trouverait-elle le plus souvent désarmée si elle n'était solidement appuyée par le traitement général. Les chancres mixtes, participant des deux éléments, syphilis et chancrelle, seront examinés avec les chancres mous, les seuls qui réclament véritablement un traitement local.

Les ganglions inguinaux et autres qui accompagnent le chancre nettement syphilitique, sans autre élément morbide, ne demandent aucun traitement local, puisqu'ils ne suppurent jamais et restent indolents. Ils disparaissent à la longue, plus ou moins lentement, sous l'influence du traitement général.

II. Accidents secondaires

Sans entrer dans le détail des innombrables classifications des accidents de la seconde phase, nous les diviserons pour le traitement, en deux grandes catégories : 1º les accidents cutanés; 2º les accidents des muqueuses. Disons tout de suite qu'ils peuvent exister séparément ou successivement, mais que le plus souvent on les rencontre ensemble sur le même individu sous l'une ou plusieurs des formes multiples et variées, que tous les praticiens connaissent.

a. SYPHILIDES CUTANÉES

Elles sont sèches ou humides. Dans le premier cas, nous trouvons toute la gamme des éruptions, depuis la simple éruption jusqu'à la papule. La *roséole*, les *syphilides érythémateuses, maculeuses*, etc., passent toutes seules avec le traitement général. Il est bon d'y adjoindre les bains de vapeur, les bains simples ou les bains d'amidon. Si elles sont généralisées, très confluentes, on aura avantage à prescrire les bains de sublimé. Ces derniers sont également ment utiles pour les syphilides papuleuses et papulo-squameuses. En voici la formule :

2⟂. Sublimé...................... ⎞
Chlorure de sodium,.......... ⎠ āā 15 gr.

Pour un bain qu'on prendra dans une baignoire *en bois*.

Il peut arriver que certaines syphilides croûteuses ou papulo-squameuses localisées à la face, à la paume des mains ou à la plante des pieds, au scrotum ou au cuir chevelu, soient absolument rebelles — même pendant des années — à un traitement général par les pilules à hautes doses. Il est bon de savoir ou de se rappeler qu'elles peuvent céder en quelques jours à de légères onctions d'onguent napolitain faites le soir en se couchant. Le procédé, toutefois, n'est pas infaillible, surtout lorsqu'il s'agit de *croûtes circinées du cuir chevelu* (1) ou de *syphilides palmaires* et *plantaires*: il ne faut pas hésiter alors à recourir aux injections massives d'huile grise ou au besoin de calomel. Pour les syphilides palmaires, nous conseillerons d'enduire la paume des mains d'onguent mercuriel : de vieux gants de peau empêcheront la pommade d'être aussitôt essuyée. Ce moyen simple nous a souvent réussi; et l'on sait combien ces lésions sont tenaces et malheureusement réfractaires à toutes les pilules, même celles de proto, quoi qu'en ait dit — il ne le dit peut-être plus — le plus renommé des syphiligraphes contemporains.

Quant aux syphilides humides de la peau, plus ou moins érodées, elles ont une grande analogie avec celles des muqueuses, et ont reçu comme ces dernières, le nom vulgaire de *plaques muqueuses*. Le

(1) Pour les syphilides impétigineuses du cuir chevelu, on pourra employer la pommade suivante :

℞. Oxyde rouge de mercure................ } āā... 1 gr. 50
   Oxyde de zinc........................ }
   Résorcine............................... 0   60
   Vaseline................................ 30 gr.
F. S. A. Onction le soir en se couchant.

traitement local est à peu près le même, c'est-à-dire les lavages avec l'eau boriquée à saturation, avec l'eau phéniquée au $\frac{1}{100}$ ou mieux encore peut-être les applications de compresses imbibées d'une solution de sublimé au $\frac{1}{2000}$, autrement dit la liqueur de Van Swieten étendue d'une quantité égale d'eau pure, sinon distillée. Ces moyens ne sont praticables qu'à l'hôpital, ou pendant la nuit pour les malades de la ville. Dans la journée, les syphilides suintantes seront saupoudrées avec le mélange suivant :

> ♃. Oxyde de zinc...................... 10 gr.
> Calomel.......................... 1

De temps en temps, selon les cas, on pourra passer légèrement le crayon de nitrate d'argent : quelquefois il suffira de toucher avec la solution au $\frac{1}{30}$. Tels sont les moyens le plus souvent employés contre les plaques muqueuses de la peau généralisées — ce qui est assez rare — ou disséminées ; mais on les rencontre plutôt par petits groupes isolés : dans ces cas, une rondelle d'emplâtre de Vigo fait le plus souvent merveille.

b. SYPHILIDES DES MUQUEUSES

Ici, il est de toute nécessité de les étudier d'après leur siège, le traitement y étant nécessairement subordonné. Les *syphilides buccales* seront cautérisées au nitrate d'argent deux fois par semaine, trois fois au plus. Les plaques muqueuses de la langue, des joues, des amygdales, affectant le plus souvent la forme papuleuse — celles des lèvres sont plutôt érosives — on cautérisera efficacement avec le crayon ou la teinture d'iode tous les deux ou trois jours ; on y adjoindra les pastilles comprimées de chlorate de potasse, le gargarisme au même sel et au besoin la potion, si les gencives se prennent sous l'influence de l'hydrargyre. On se sert quelquefois, pour cautériser, du nitrate acide de mercure au $\frac{1}{20}$: il faut être très circonspect dans l'emploi de ce caustique trop énergique qui est à la fois un poison et un instrument de torture. D'une façon générale, ne pas abuser des cautérisations pour la bouche et le pharynx ; par contre, il est indispensable de maintenir les dents et les gencives en bon état (1). L'interdiction absolue du tabac et des liqueurs alcooliques s'impose à tout esprit sérieux.

Le *coryza syphilitique* de la période secondaire, qu'il ne faut pas confondre avec celui de la troisième période où les os eux-mêmes sont atteints, peut aller depuis le simple érythème, les vésicules et pustules, jusqu'à l'ulcération profonde qui peut met-

(1) Pour l'entretien des dents, nous conseillerons l'emploi de la poudre suivante :

♃. Carbonate de chaux............... } àà.........	10 gr.
Carbonate de magnésie........... }	
Abside orique pulvérisé......................	2 —
Essence de géranium............... } àà........	X gouttes
Essence de menthe............... }	
Essence de lavande...........................	1 gr.
Carmin pour colorer...........................	q. s.

M. S. A. Se servir d'une brosse à dents un peu dure et ne pas craindre de faire soigner les gencives qui sont décongestionnées par ce fait même.

tre à nu la cloison cartilagineuse. Le traitement local consiste en cautérisations avec le nitrate d'argent au $\frac{1}{10}$ pour les ulcérations étendues, et avec le chlorure de zinc pour les ulcérations profondes.

Les *syphilides anales* et *ano-vulvaires* réclament avant tout la propreté. Leur confluence chez les gens malpropres, leur tendance à former rapidement, de chaque côté, un gros bourrelet symétrique, laissent supposer qu'elles s'inoculent de proche en proche et que leurs produits de secrétion charrient des boutures toutes prêtes à germer sur les surfaces excoriées. La preuve, c'est que deux ou trois bains simples, chez de tels malades, suffisent, avant toute autre intervention, pour modifier notablement et favorablement l'aspect général des lésions.

On commencera donc par prescrire des bains tous les deux ou trois jours, puis des lavages fréquents à l'eau boriquée ou phéniquée faible, au besoin; on passera légèrement le crayon deux fois par semaine et l'on pansera avec la solution de sublimé au $\frac{1}{2000}$, l'onguent gris ou la liqueur de Labarraque pour les malades d'hôpital, et la solution suivante pour les gens du monde:

♃. Sublimé...........................	0 gr. 25
Chlorure de sodium.........	0 gr. 50
Hydrolat de roses............	100 gr.
Eau distillée....................	400 gr.
Carmin............................	q. s. pour teinter.

F. S. A. Maintenir en permanence, sur les parties malades, un linge avec de l'ouate hydrophile imbibée de cette solution; renouveler trois fois par jour.

Pour les *syphilides du gland et du prépuce*, même traitement et bains locaux.

L'onyxis syphilitique est une affection qui pourra parfois se présenter sous une forme réfractaire à tout traitement local, et résister à l'action des pilules et mêmes des frictions. Tant que l'ongle — qui doit tomber — ne sera pas éliminé, le traitement local se réduira aux soins de propreté, car cet ongle caduque agit comme corps étranger irritant et la plaie devient de plus en plus vilaine. Ensuite vous pansez avec de l'onguent mercuriel, la pommade au calomel ou la solution hydrargyrique faible. Comme cette affection peut être cataloguée parmi les rebelles, on est autorisé à recourir aux injections massives.

Parmi les affections secondaires se trouvent certaines lésions accessoires, telles que *l'alopécie*, par exemple, que nous devons citer, mais pour déclarer qu'il n'y a pas grand'chose à faire contre cette dernière, au point de vue local tout au moins. Le bulbe pileux subit la même crise que l'organisme : le poil tombe et restera tombé, quoi qu'on y fasse. Il repoussera en son temps, sous l'influence du traitement hydrargyrique (1). Le praticien tâchera de faire comprendre cela à son malade, ce qui ne sera

(1) Il sera bon, toutefois, de tenir les cheveux très courts ou même de raser le cuir chevelu. Dans le premier cas, on conseillera de dégraisser les cheveux avec la décoction de bois de Panama, puis de faire, le soir, des frictions avec une brosse douce imbibée du mélange suivant, d'après la formule de Brocq :

℞. Alcoolat de romarin.......................... 100 gr.
  Teinture de cantharides...................... 10 —
       M. S. A.

pas toujours facile, car il faut savoir qu'il se trouve
encore des esprits arriérés — plus nombreux
qu'on ne croit — imbus de cette idée légèrement
moyen-âgeuse, que le mercure fait tomber les cheveux. Que voulez-vous que fasse un médecin sérieux
— les autres, plus malins, ne discutent pas avec le
public — quand une célébrité d'urinoir et vingt
commères ont émis une opinion d'ordre médical, et
surtout quand cette opinion est une sottise !

III. Accidents secondo-tertiaires

Il s'agit le plus souvent, pour ces accidents dits
de transition, d'ulcères atones, ayant peu de tendance à guérir spontanément. Comme pour les lésions tertiaires, on recourra avec avantage aux pansements antiseptiques ou occlusifs quand la chose
sera possible. Les plus pénibles de ces lésions sont
les rhagades de la langue, parfois si douloureuses
qu'elles empêchent le sommeil : le malade compare
la sensation éprouvée à celle d'un fer rouge qui res-
terait constamment en contact avec la langue. Au
point de vue local, on ne peut que soulager ; les
cautérisations sont pénibles et n'avancent à rien.

Quinquaud avait proposé des attouchements avec
un mélange assez compliqué qui ne nous a pas paru

Le matin, on mettra la pommade suivante :

℞. Acide salicylique............................ 5 gr.
Soufre précipité.......................... .... 10 —
Lanoline.......................... } ââ.... 50 —
Vaseline.......................... } ââ.... 50 —
M. S. A.

modifier les lésions d'une façon rapide ni même bien sensible. Il n'y a pas à hésiter : il faut recourir aux injections d'huile grise ; celles-ci donneront un résultat qu'on attendrait vainement par les ingesta. Nous ne voulons pas dire que ces rhagades persisteraient éternellement malgré les pilules et l'iodure ; nous disons simplement qu'elles durent de trois à cinq semaines, avec ou sans pilules, et récidivent d'une façon désespérante jusqu'au jour où l'on se décide à employer les grands moyens, c'est-à-dire les injections massives. Localement, rien à faire, si ce n'est l'application, de temps en temps, d'une goutte de solution de cocaïne au $\frac{1}{30}$: la douleur mordicante et pulsatile disparaît presque instantanément pour un temps variable. Nous ne saurions trop recommander ce moyen simple pour annihiler ou tout au moins atténuer des souffrances très réelles :

> ♃. Chlorhydrate de cocaïne..... 0 gr. 50
> Eau distillée................ 15 gr.
>   F. S. A.

L'iritis syphilitique, symptôme secondaire en général, est quelquefois un accident de transition, seul ou accompagné d'angine et de syphilides. Bien que le traitement de cette affection concerne surtout les oculistes, nous pouvons dire qu'elle réclame une mercurialisation active. Localement, on se trouvera bien d'émissions sanguines, d'onctions mercurielles belladonées autour de l'orbite et d'un collyre au sulfate d'atropine (5 à 10 centigrammes pour 30 grammes d'eau distillée).

Le *sarcocèle syphilitique*, qui débute toujours par le testicule, jamais par l'épididyme, est un accident qu'on peut observer à la période de transition, mais qui appartient plutôt à la période tertiaire. Le traitement local se réduit à fort peu de chose : par précaution, on fera porter un suspensoir au malade ; on pourra prescrire les onctions mercurielles, fort discrètes, à cause de la susceptibilité du scrotum, ou mieux l'application de bandelettes de sparadrap de Vigo, ce qu'on appelle, en termes de médecine militaire, *l'œuf à la coque*. L'exécution de ce pansement, bien fait, demande un certain tour de main.

III. Accidents tertiaires

D'une façon générale, les accidents tertiaires réclament surtout un traitement interne et le plus souvent intensif. Les indications locales se réduisent à fort peu de chose et ne varient que très peu selon le siège, la nature et l'âge de la lésion.

Les exostoses, les gommes non ulcérées, les syphilides tuberculeuses sèches seront recouvertes d'emplâtres mercuriels, notamment le sparadrap de Vigo. Pour les lésions ulcéreuses, on aura recours aux pansements antiseptiques. Les gommes ouvertes, dont l'élimination ou la réparation se feraient trop longtemps attendre, pourront être traitées par le raclage, selon la méthode de Besnier, ou même par les cautérisations au thermocautère. Mais, nous le répétons, tous ces moyens, qui ne sont que des adjuvants, risqueraient fort d'être inutiles sans une mercurialisation vigoureuse, seule ou aidée des iodures.

Certaines lésions, telles que la *carie* et la *nécrose* des os du nez — lesquelles ne sont, en somme, que des terminaisons de l'ostéite syphilitique — réclament un traitement particulier en raison même de leur siège. On prescrira les grandes irrigations avec de l'eau boriquée tiède et l'on cautérisera avec la glycérine iodée. S'il y a nécrose, le praticien fera tous ses efforts pour détacher les séquestres.

Pour les ulcérations du larynx, à la 3e phase, on pratiquera des attouchements avec la glycérine phéniquée, en se méfiant de l'iode, à cause des œdèmes que ce médicament occasionne quelquefois et de l'asphyxie qui peut s'ensuivre. Quant aux autres localisations viscérales (syphilis du rein, du foie, de l'œil, des centres nerveux, etc.), elles ne seraient guère impressionnées par un traitement local. Il faut, dans ces cas regrettables, recourir sans hésiter aux injections massives ; et, si l'on doit obtenir un résultat favorable, ce n'est, redisons-le, qu'à condition d'agir vite.

Vue d'ensemble sur le traitement de la syphilis ; rôle du praticien.

Lorsqu'un malade, porteur d'une affection qu'il suppose syphilitique, va pour la première fois chez un médecin, deux cas peuvent se présenter : 1° la syphilis est douteuse ; 2° le diagnostic est indiscutable. Lorsque la syphilis est douteuse, il ne faudrait pas croire que le malade soit forcément à la première période, car la première et même la seconde peuvent très bien avoir passé inaperçues ou peut-être même n'avoir pas existé. Or, quand le malade est porteur d'une érosion ou d'une ulcération qui peut à la rigueur être considérée comme un accident primitif, mais n'en présente pas les caractères absolument nets, que doit faire le praticien ? Deux théories sont en présence : les uns s'abstiennent, par prudence, disent-ils ; les autres mercurialisent par précaution. Pour qui devons-nous prendre parti ? Nous adopterons le moyen terme. Il y a là une affaire d'intuition, d'expérience, si vous voulez. Si la lésion vous paraît différer par trop du chancre syphilitique classique, et que l'idée de spécificité ne soit plutôt qu'un soupçon de votre esprit, bornez-vous à l'expectation armée, c'est-à-dire à la surveillance de votre malade. Vous pourrez faire un pansement local avec la poudre de talc de Venise, par exemple. Au bout de 42 jours, à dater du début de l'érosion, vous serez fixé ; sans compter que la marche de l'affection pourra fortifier ou détruire vos soupçons avant cette date. L'herpès ulcéré durant plus de 15 jours ou 3 semaines, n'est guère connu en pathologie, surtout quand il s'agit d'érosions isolées ; quant au chancre mou, sa forme se modifie et s'accuse en vieillissant.

Si, au contraire, l'idée de syphilis s'impose presque à votre esprit, vous hante en quelque sorte — bien que la lésion ne soit ni indurée, ni conformée selon le type général, ou que les signes concomitants tels que l'adénopathie ganglionnaire, par exemple, fassent défaut — donnez les pilules.

Comme nous l'avons déjà dit, le malade ne sera pas bien compromis pour avoir absorbé inutilement du sublimé pendant cinq ou six semaines; ce léger inconvénient ne peut entrer en ligne de compte avec l'avantage qu'il y a, pour lui, à être traité le plus tôt possible, si son médecin a su dépister une syphilis aux caractères mal définis.

A la période secondaire, la situation est un peu plus délicate, car, si le diagnostic est douteux, vous ne pouvez compter sur un critérium infaillible à date fixe et prochaine. Ce diagnostic peut rester longtemps incertain, d'autant plus que les manifestations cutanées disparaissent quelquefois pendant un temps plus ou moins long; parfois, même, elles ne se montrent plus jamais. Or, il serait peut-être dangereux pour le malade que son médecin attendît l'éclosion des accidents tertiaires avant de se décider à agir, car ces mêmes accidents pourraient se manifester avec une certaine violence et être difficiles à enrayer. Les commémoratifs seront en général d'un grand secours, mais ils peuvent manquer, soit que le malade n'ait pas remarqué l'accident primitif, soit qu'il n'en ait pas eu. Et c'est justement pour cela qu'il ignore son état, et, par suite, n'a pas encore été soigné.

Nous ne parlons pas des cas où la syphilis secondaire est manifeste; malgré l'absence de tout accident antérieur ou de renseignements à ce sujet, il faut alors instituer le traitement. Mais lorsque ces accidents, muqueux ou cutanés, sont mal tranchés, le diagnostic ne peut être fait, en quelque sorte, que par exclusion. Il est donc de toute nécessité de connaître à fond les maladies de la peau pour établir les caractères différentiels. Notez que les malades ne sont pas toujours de bonne foi, et que, mus par un sentiment de pudeur bien mal placé en pareille occurence, ils nient quelquefois non seulement toute lésion génitale antérieure ou même présente, mais encore tout rapport sexuel. Nous avons observé un cas de ce genre que nous croyons utile de signaler à l'attention des praticiens.

En avril 1894, se présenta à ma consultation une femme de 28 ans, couturière à la journée, qui m'était adressée par un médecin du quartier Bonne-Nouvelle. C'était une petite brune, laide, contrefaite (mal de Pottancien), d'une intelligence médiocre, et que le confrère me recommandait comme digne d'intérêt et de soins à titre grâcieux. Le diagnostic « affection cutanée », que portait la missive, était aussi vague que peu compromettant. Au surplus, l'affection susdite ne pouvait être dissimulée, car la malade avait sur le visage et surtout sur le front, des placards d'un rouge sombre et larges comme des pièces de 1 fr. et de 2 fr. Les bras, le dos, la poitrine, les jambes en étaient également couverts, mais à un degré moindre. A première vue, c'était un psoriasis : je venais justement de soigner deux cas de psoriasis superbes chez un fonctionnaire de province et chez une jolie demoiselle de 20 ans qui n'attendait que sa guérison pour contracter mariage et se maria en effet.

Par acquit de conscience, je demandai à la malade si elle n'avait jamais eu de plaies ou boutons aux parties sexuelles.

— Oh ! non !

— Et vous n'avez jamais eu de rapports intimes ?

— Jamais ! je vis seule.

Je me reprochai presque cette question indiscrète, car la pauvre bossue me paraissait plutôt vouée à la virginité

chronique pour le restant de ses jours. Je m'arrêtai —
comme à regret cependant — à l'idée de psoriasis et prescrivis le glycérolé çadique. Huit jours plus tard, je re-
voyais la malade : le mal avait empiré. Mes soupçons se
fortifiant alors, je la pressai de questions. Après bien des
réticences, elle finit par m'avouer un amant qui l'aurait
quittée au bout d'un an ; mais depuis son départ (18 mois
environ), elle n'avait soi-disant vu personne ; je ne pus la
faire sortir de là. Interrogée de nouveau sur l'état de ses
organes génitaux, elle m'affirma qu'ils étaient sains. J'exi-
geai alors un examen que j'obtins, non sans peine, la
permission d'effectuer : la vulve était farcie de plaques
syphilitiques papulo-hypertrophiques.

— Eh bien ! c'est cela que vous appelez des parties saines ? vous n'êtes pas difficile !

— Je n'osais pas vous le dire.

— Vous voilà bien avancée ! vous m'avez laissé m'engager sur une fausse piste, vous sachant malade et étant
convaincue que je ne vous donnais pas le traitement qu'il
vous fallait. Aviez-vous l'outrecuidance d'espérer la guérison quand même ?

— J'avais honte !

— Lorsqu'une femme confie à autrui les organes qui
caractérisent son sexe, si tant est qu'il puisse y avoir de
la honte à cet acte, il me semble que le jour où elle le fait
pour être soignée, c'est précisément à ce moment-là qu'il
y en a le moins.

— !!!

La malade qui n'a pas compris, prend l'air stupidement
effaré :

— Et puis vous êtes une menteuse : vous venez de me
soutenir que vous n'aviez vu personne depuis un an et
demi.

— Oh ! c'est tout comme : je n'en ai vu qu'un seul il y a
trois mois, et celui-là, je suis sûre de lui.

— Eh bien, tant mieux : la foi est une fort belle chose.

Ne voulant pas discuter plus longtemps avec cette buse, je lui instituai le traitement mercuriel (2 centigr. de sublimé par jour) : au bout de 2 mois, tout accident visible avait disparu. J'ai perdu de vue cette malade.

Pour votre gouverne, quand vous rencontrerez quelque disgraciée de la nature, si grotesque soit-elle, présentant une éruption suspecte, croyez-moi : faites l'examen complet. Au lieu de la croire sur parole, rappelez-vous qu'elle est femme, c'est-à-dire trompeuse par tempérament avant de l'être par diplomatie ; n'oubliez pas non plus que, si la femme symbolise parfois la *vérité*, c'est dans un costume qui, pour le cas de syphilis notamment, rend le mensonge impossible ou tout au moins inutile.

On sait que le psoriasis joue la syphilis secondaire à s'y méprendre : c'est à ce point, comme le fait très justement remarquer Brocq dans son excellent ouvrage (1), « qu'il n'est peut-être pas de dermatologiste de profession qui n'ait commis à cet égard des erreurs de diagnostic ». Il faut donc examiner son malade dans tous les coins et replis, et cela, le plus minutieusement du monde. En thèse générale, lorsqu'un malade se présente avec une affection cutanée, même quand le diagnostic vous paraît indiscutable, pensez à la syphilis et dirigez vos investigations dans ce sens. Ne vous laissez pas arrêter par la position sociale du ou de la malade, car c'est là une des causes d'erreur les plus fréquentes dans la clientèle : nous aurons bientôt l'occasion de rapporter un cas de ce genre. Il faut donc beaucoup de

______

(1) Brocq. *Traitement des maladies de la peau* : Paris 1892, page 697.

prudence, de tact surtout, et une surveillance incessante du sujet, quand c'est possible.

A la période tertiaire, il est quelquefois. plus difficile encore de dépister une syphilis ignorée. Nous ne parlons pas des exostoses et des gommes évidentes, des perforations de la voûte palatine et de la chute des os du nez ; nous faisons allusion aux diverses manifestations de la syphilis viscérale, manifestations qui peuvent être tout aussi bien rapportées à une autre maladie. Là encore il faut penser à la syphilis possible et quelquefois le seul moyen d'éclairer un soupçon est d'instituer le traitement mixte, mais alors vite et ferme. Un résultat négatif ne sera pas toujours une preuve de non spécificité, pour les accidents des centres nerveux notamment, mais on aura conscience d'avoir fait le possible dans la limite des forces humaines.

Nous parlions tout à l'heure des gommes évidentes : eh bien, il peut y avoir des cas où, quoique évidentes, on ne les reconnaisse pas tout de suite. Nous avouons franchement avoir commis une erreur de ce genre, uniquement à cause de la position sociale de la malade. Puisse cet aveu, dépouillé d'artifice, profiter à nos lecteurs !

Monsieur L..., gérant d'une maison de commerce, me fit appeler en décembre 1895, pour soigner un « abcès » que sa femme avait au front, à la naissance des cheveux. Madame L... me raconta que, six semaines auparavant, elle s'était, en se relevant, cogné la tête à cet endroit-là contre le marbre de la cheminée : depuis cette époque, il lui était poussé une petite grosseur qui était allée en augmentant et avait fini par rougir et se ramollir. Cette marche était bien un peu lente pour un abcès ; mais, sans l'ombre d'un soupçon, je me préparai à donner issue au pus, la tumeur étant fluctuante et grosse comme une noix.

Il est intéressant de dire que je soignais toute cette famille depuis dix ans. Or, jamais ni Monsieur L..., ni Madame L... — quelques indispositions passagères mises à part — n'avaient été atteints d'une affection suspecte. Leur fillette, charmante enfant alors âgée de 11 ans, avait eu quelques bronchites simples, la rougeole, la scarlatine, une angine herpétique et enfin une pneumonie légère, que la mère contracta, sans avoir quitté la chambre pendant la maladie de sa fille, et qu'elle eut fort grave. J'ouvris donc le fameux abcès : il n'en sortit qu'un liquide louche, peu abondant et mêlé à une petite quantité de pus, mais la tumeur ne s'affaissa pas comme je m'y attendais. Douleur très vive à la pression. Pansement antiseptique.

Le lendemain, je constatai que le liquide qui s'écoulait de la plaie ressemblait plutôt à de la sérosité et que le fond de la tumeur était constitué par une matière blanchâtre, comme caséeuse, qui n'était pas du pus et ne se détachait pas facilement. Je pensai à un kyste sébacé, mais sans être enchanté de ce diagnostic. Huit jours s'écoulèrent, sans autre changement que l'ulcération des bords de mon incision, ce qui commença à m'intriguer. Puis une autre petite grosseur se mit à pousser au sommet de la tête : je fus de plus en plus perplexe. Tout en repoussant, à cause de la personnalité de la malade, l'idée de syphilis qui commençait à me hanter, je prescrivis 2 gram. d'iodure. Aux questions pressantes du mari, je répondis que je pensais à quelque produit de nature tuberculeuse — sans la moindre conviction intérieure — et j'ajoutai en souriant : « S'il ne s'agissait pas de votre femme, je dirais : *gomme syphilitique*. Au surplus, voyez donc un chirurgien des hôpitaux : nous serons tous rassurés ». Le lendemain, il me présentait une ordonnance émanant de la Maison Dubois, et où je lus : *Iodure de potassium et frictions mercurielles*. Nous agîmes vigoureusement : les tumeurs diminuèrent à vue d'œil et tout rentra dans l'ordre en 3 semaines.

Le médecin consultant, ayant examiné la malade inconnue sans être impressionné comme moi par ses antécédents négatifs et sa position sociale, avait porté d'emblée le véritable diagnostic ; et, sans révéler le nom de la maladie, m'avait fait communiquer l'ordonnance. Le mari, dûment interrogé, me jura n'avoir jamais eu la syphilis. Je lui expliquai la contagion par l'usage d'un verre malpropre à un moment donné, ce qui est possible, après tout. « C'est égal, ne pus-je m'empêcher de dire à mon client, quand je me trouverai encore en face d'une tumeur qui aura les caractères d'une gomme syphilitique, fût-ce même chez une Jeanne d'Arc, je commencerai par donner le traitement rationnel au lieu d'aller m'égarer dans des diagnostics plus plausibles peut-être, mais absolument faux.

Les quelques considérations qui précèdent relativement à la syphilis douteuse sont plutôt destinées à tenir en éveil l'attention du praticien et à le mettre en garde contre les causes d'erreur qu'à lui donner le moyen de les éviter sûrement, car il n'y en a pas d'infaillible. Mais, en partant de ce principe que le virus syphilitique peut s'infiltrer partout, avec un examen scrupuleux du malade comme à l'hôpital, et en ne voyant en lui qu'un vertébré, vivipare à sang chaud, genre *homo* — sans se préoccuper de son sexe, de ses oripeaux ou de son panache — on peut, en n'examinant que la lésion et en faisant abstraction du sujet, réduire les causes d'erreur au minimum. Néanmoins, on se trompera encore de temps en temps, car il ne faut pas se figurer que ce soit toujours commode.

Nous arrivons maintenant au cas où le diagnostic

est indiscutable : repassons en revue les trois périodes.

Première période. — Lorsqu'un malade, porteur d'un chancre induré, se présente pour la première fois chez un médecin, celui-ci doit tout d'abord s'informer très exactement du début de la lésion. Ceci a une importance capitale, car nous avons la conviction profonde — et nous voudrions la faire partager à nos confrères dans l'intérêt des malades — que la syphilis, soignée dès l'origine et d'une façon intensive, PEUT AVORTER ; et cela, dans une proportion vraiment incroyable pour ceux qui ne l'ont point expérimenté. D'après les informations de Jullien — qui a inauguré ce procédé — les injections de calomel, commencées dans la première semaine qui suit le chancre, suppriment les accidents secondaires dans la proportion de 70 à 80 0/0 ; et, si l'injection pouvait être faite dès l'apparition de l'accident primitif, c'est-à-dire le premier jour, les accidents consécutifs seraient pour ainsi dire exceptionnels. Du 8ᵉ au 15ᵉ jour, la proportion est de 50 à 60 0/0 ; et, du 15ᵉ au 21ᵉ, elle donne encore de 20 à 30 0/0 de succès.

Après un mois, la syphilis secondaire n'est plus enrayée, mais les manifestations en sont tellement atténuées, que le procédé s'impose si l'on a souci de la santé de son malade. Car il ne faut pas perdre de vue que le chancre le plus bénin en apparence et les accidents secondaires les plus légers, peuvent être suivis de destructions terribles du système osseux et de lésions viscérales capables d'entraîner la mort. Nous avons pu observer, il y a plusieurs mois, un cas mortel de gommes cérébrales chez une femme qui portait une syphilis ancienne, peut-être ignorée, en tous cas trop timidement soignée. Tout récemment encore (octobre 1897), n'avons-nous pas vu mourir un ancien interne des Hôpitaux atteint d'une nécrose de toute la base du crâne avec destruction entière de la voûte palatine ? Les cartilages du larynx étaient également atteints et un séquestre détaché asphyxia le malade. Atteint d'un petit chancre et d'accidents secondaires fugaces, il s'était contenté d'absorber les deux ou trois cents pilules conseillées par Ricord et s'était endormi dans une fausse sécurité. Après être resté 20 ans sans apercevoir le moindre accident, il ne pensait plus à sa syphilis ; il l'avait même si bien oubliée qu'il ne sut pas reconnaître la nature de ses lésions, repoussa le dignostic exact d'un rhinologiste et resta convaincu que ses accidents osseux étaient d'origine tuberculeuse : on sait le reste. Donc, en présence d'un chancre nettement induré, armez-vous d'une seringue *ad hoc*, et, sans perdre un jour ni même une heure, faites une injection de calomel avec les précautions et selon les règles que nous avons énoncées plus haut dans un paragraphe spécial.

Si le malade proteste, il est certain que vous ne pouvez passer outre ; mais il est de votre devoir de lui expliquer à quels accidents il s'expose dans un avenir plus ou moins lointain en refusant un traitement énergique. Par contre, vous lui énumérerez les avantages d'un procédé qui, pour avoir été imaginé par un Français modeste, n'en a pas moins une incontestable valeur.

Comme nous l'avons exposé plus haut, le calomel

s'injecte à la dose de 5 à 10 centigrammes, selon le poids du malade : dans le cas présent, les injections pourront être répétées tous les 15 ou 18 jours, selon la constitution du malade ou la nécessité d'agir plus ou moins vite. Il est évident que les mêmes précautions minutieuses seront employées dans le manuel opératoire, et les contre-indications recherchées avec le même soin.

Peu de médecins, même au courant de la méthode de Scarenzio, en connaissent cette application particulière à laquelle Jullien a donné le nom de **calomel abortif** : l'auteur du procédé a pu revoir des malades qu'il a suivis pendant 7 ans ; or, dans les proportions que nous avons énoncées, jamais le moindre accident n'a paru chez eux. Le chirurgien de Saint-Lazare continue toujours à injecter son calomel abortif aux malades de son service atteintes de chancres syphylitiques, et il accumule les observations intéressantes. Toutefois, bien que les portes de son laboratoire soient largement ouvertes aux praticiens désireux de s'instruire, je ne sache pas que son procédé ait trouvé jusqu'à présent de nombreux imitateurs. A peine un auteur ou deux disent-ils de temps en temps — sans faire mention de leur confrère — qu'ils se sont bien trouvés d'avoir injecté le calomel au début de la syphilis, et c'est tout. Il est regrettable que le procédé de Jullien, qui est appelé à rendre aux syphilitiques des services dont ils ne se douteront peut-être jamais, ne se vulgarise pas davantage. Faut-il y voir de l'insouciance de la part de ceux qui connaissent la méthode — il est vrai que ceux qui l'ignorent sont légion — ou bien l'effet des diatribes violentes dirigées par certains Grands-Prêtres des Facultés contre les injections insolubles en général? C'est peut-être tout cela à la fois. Voilà pourquoi nous réagissons de toutes nos forces et combattons, dans notre faible sphère, pour le triomphe des idées nouvelles que l'expérience a démontrées bonnes, avec la conviction que nous faisons œuvre utile.

Mais il peut se faire que le malade n'accepte pas le principe des injections ou qu'il y ait des contre-indications formelles. Dans ce cas, instituez aussitôt le traitement général, soit par les frictions, soit par les pilules : nous avons vu que le traitement par les pilules de sublimé était encore le plus pratique. Localement, poudre de calomel ou onguent gris ; ce dernier est sale, peut-être, mais combien préférable ! Si les accidents secondaires apparaissent avant la cicatrisation du chancre, rien à modifier, si ce n'est dans le traitement local.

Il peut arriver, mais rarement, que les accidents tertiaires se manifestent pendant l'évolution du chancre : ce sont les accidents tertiaires *précoces*. Il faudra se départir alors de la règle qui interdit les iodures au début de la syphilis. Ces accidents se manifestent le plus souvent sous la forme de céphalées terribles dues à des manifestations osseuses du crâne. L'iodure de potassium, administré à la dose de 1 gramme ou 1 gr. 50 par jour, concurremment avec le traitement mercuriel, rendra des services. Il sera bon de se souvenir que l'antipyrine a des effets souvent héroïques contre la céphalalgie en général. Ces accidents précoces, dus ordinairement à la syphilis maligne, se voient plutôt à la période secondaire dont nous allons parler.

Deuxième période. — A cette époque de la maladie, ou bien le malade a déjà vu un médecin, et alors le traitement général est institué — 8 fois sur 10 — ou bien il consulte pour la première fois, ce qui est la règle, pour les femmes notamment.

Si les accidents secondaires se révèlent d'une façon discrète, il suffira de prescrire ou de faire continuer les pilules de sublimé déjà prescrites, avec des intervalles de repos, d'après les règles que nous avons examinées. Au point de vue local, nous avons dit que les applications d'ouate imbibée de liqueur de Van Swieten, pure ou dédoublée, rendaient de très grands services. Deux fois par semaine, il sera bon de cautériser avec la solution de nitrate d'argent au 1/10 ou même avec le crayon, selon l'intensité des syphilides anales ou ano-vulvaires. Nous conseillerons également, comme le propose Jullien, de passer, sur les surfaces cautérisées, un pinceau trempé dans une solution aqueuse d'acide chromique à 5 0/0. Non seulement l'effet paraît être plus actif, mais on substitue à une vilaine coloration noirâtre due à la réduction des sels d'argent, une teinte rouge orangée de chromate d'argent moins désagréable à la vue. — Ne pas oublier les bains qui sont un agent curatif, par la seule propreté, en empêchant l'action irritante des produits septiques. En effet, ceux-ci séjournent, corrodent et aident à la multiplication et au développement des syphilides papulo-hypertrophiques.

Pour les cas ordinaires, le traitement pilulaire suffit et l'on peut s'en contenter pendant des années; mais il faut savoir que non seulement la seconde période a une durée difficile à déterminer, mais qu'elle peut se manifester par certains accidents in-

terminables, récidivant sans cesse, et par d'autres
— moins fréquents, fort heureusement — rebelles à
tout traitement simple. Il faut alors recourir aux
frictions, aux injections solubles, puis aux insolubles en cas d'échec, mais en commençant par l'huile
grise qui peut suffire dans la plupart des cas. Je ci-
terai pour mémoire les syphilides palmaires, les syphilides impétigineuses du cuir chevelu et les
rhagades ulcéreuses de la langue. Ces dernières appartiennent surtout à la période dite de transition et
résistent aux cautérisations et au traitement interne.
Elles sont justiciables du traitement mixte, mais
nous devons à la vérité de dire que l'iodure ne nous
a pas paru les impressionner souvent. Dans ces cas
rebelles, les injections d'huile grise seules nous ont
rendus de signalés services.

Pour les syphilides impétigineuses du cuir chevelu, nous conseillerons — localement — les onctions de vaseline boriquée tous les soirs : on y ajou-
tera, avec le doigt, de la poudre de calomel, ce qui
formera un magma des plus utiles. Je ne dis pas
qu'elles disparaîtront rapidement, mais elles seront
atténuées, ce qui est quelque chose ; car ces syphilides durent des années, avec des intensités variables.
Si parfois elles semblent s'éteindre à gauche, c'est
pour reparaître bientôt à droite avec une régularité
souvent désespérante dans certains cas : or, il faut
savoir qu'elles sont souvent sous la dépendance de
l'arthritisme, et l'on doit compter avec cette diathèse.
On peut aussi, en désespoir de cause, s'adresser aux
injections de calomel. Mais il ne faut pas perdre de
vue que c'est là notre moyen le plus puissant et que,
si nous gaspillons notre artillerie dans les escar-

mouches, nous risquons de n'avoir plus que des pis-
tolets pour la grande bataille, c'est-à-dire pour la
période tertiaire qui peut ne pas venir, c'est vrai,
mais dont il faut prévoir les conséquences trop souvent funestes, lorsqu'elle s'attaque aux viscères.

La céphalée, qui peut se montrer à la période
initiale, est bien plus fréquente à la deuxième : nous
avons vu plus haut que l'iodure était le meilleur
médicament contre toutes les douleurs d'origine
syphilitique. — Rien de spécial contre les adéno-
pathies. — L'alopécie elle-même se répare à l'aide
du traitement général ; mais, comme le malade comprendra rarement cela, surtout si vous le lui expli-
quez, on prescrira avec avantage une pommade au
calomel ainsi conçue :

> ℞. Calomel........................ 2 à 4 gr.
> Vaseline...................... 30 gr.
> M. S. A. — Onction le soir en se couchant (1).

Pour les médecins — mais pour eux seuls — nous
dirons que cette pommade, ainsi que beaucoup
d'autres dans le même but, n'a de raison d'être que
si le cuir chevelu est le siège de syphilides croûteuses. Elle ne saurait faire repousser avant le temps
voulu, les cheveux qui tombent provisoirement
parce que le bulbe pileux est malade par suite
de l'action virulente et déprimante de la syphilis : lorsque cette action sera éteinte, soit d'elle-
même et sans traitement — ce qui est long — soit
sous l'influence du traitement mercuriel interne,

(1) Au besoin, on instituera le traitement de Brocq. (Voir plus
haut, page 116).

procédé plus rapide que l'indifférence, les cheveux et autres poils repousseront petit à petit, et tout rentrera dans l'ordre, *sans pommade des Sarrasins, des Iroquois ou autres.*

Cela dit, les praticiens s'arrangeront avec leurs malades : pour ces derniers, le savoir est quantité négligeable, s'il n'est appuyé par le savoir-faire ; et, étant donné que, sur dix électeurs, il y a neuf imbéciles, le puffisme est très suffisant. L'on peut même avancer, sans paradoxe, qu'un bon charlatan aura d'autant plus de chances de réussir dans le public qu'il sera plus ignorant. N'étant gêné par aucun scrupule, n'ayant pas ce respect de soi-même, cette dignité « encombrante » de l'homme qui a un bagage scientifique, le guérisseur fin de siècle, ferré sur la grosse caisse et les cymbales, vous damera le pion à tous, pauvres savants que vous êtes, nullités commerciales, fruits secs de l'encaissement !

Les éruptions généralisées réclament les bains simples ou de sublimé, si l'on veut. Pour les éruptions localisées, on se trouvera mieux des pommades ou emplâtres mercuriels. Qu'on ne perde pas de vue notre moyen si simple de l'onction d'onguent gris à la paume des mains, recouvertes ensuite d'un vieux gant de peau, contre les terribles syphilides palmaires. Je dis « terribles » à cause de la durée : cela n'a l'air de rien pendant un mois ou deux ; mais, au bout de 7 ou 8 ans, le malade s'en fatigue. Notre modeste procédé n'a rien d'académique, mais on peut l'essayer tout de même : chaque fois qu'il réussira, si peu souvent que ce soit, ce sera toujours autant de gagné.

Période secondo-tertiaire. — Elle commence à des époques variables et a une durée plus variable encore. En réalité, il n'y a pas de limites invariables pour ces étapes purement artificielles : c'est du langage de convention. La syphilis, en clinique, se joue de nos classifications et s'en jouera jusqu'à la mort du dernier vérolé, c'est-à-dire jusqu'à la fin de l'espèce humaine. On comprendra donc pourquoi il n'existe pas davantage de règles fixes pour la médication : on pourra, à ce moment-là, instituer le traitement mixte, tout en se guidant sur la symptomatologie qui, seule, peut servir de base aux indications particulières.

Période tertiaire. — On a cru longtemps que l'iodure pouvait suffire à cette période : nombre d'auteurs ont écrit que le mercure n'avait guère de prise contre les lésions particulières à la phase tertiaire. Il y a du vrai dans cette assertion. Il est positif que de simples pilules impressionneront assez peu les gommes, par exemple ; mais les frictions auront déjà une action plus marquée. La vérité c'est que le mercure reste le seul médicament réellement efficace contre les manifestations de la syphilis, à quelque période que ce soit, mais la période tertiaire réclame une action énergique, intensive. Telle lésion qui aurait résisté aux pilules, voire même aux frictions, cédera devant les injections de calomel. Celles-ci, notamment, sont le critérium de Jullien pour les cas douteux : cette méthode a souvent décelé la syphilis dans certains cas de pseudo-cancers de la langue qu'on se disposait à opérer. Une médication timide (pilules, frictions ou même injections de sels solubles) n'aurait éclairé en rien le diagnostic.

Pour les gommes, qui sont les accidents les plus ordinaires de cette période, il ne faut pas hésiter à administrer l'iodure à des doses de 2, 3, 4 et 6 grammes par jour, selon les cas, concurremment avec les frictions mercurielles. Le plus souvent, la guérison est complète; mais j'ai vu des malades chez lesquels l'élimination et surtout la réparation étaient fort lentes. Le raclage proposé par Besnier, voire même les cautérisations au thermocautère, ne suffisent pas toujours pour amener la cicatrisation. Pour ces cas rebelles, où les trajets purulents restent fistuleux pendant des années, quoi qu'on y fasse, je n'hésiterais pas — bien que je n'aie pas encore eu l'occasion ou la permission de le tenter — je n'hésiterais pas, dis-je, à faire l'ablation totale, selon le siège, du foyer et de ses tractus fibreux, pour réunir ensuite par première intention. Je suis intimement persuadé, jusqu'à preuve du contraire, que la chirurgie seule peut avoir raison de ces suintements interminables. Maintenant, autre question : n'est-ce pas là un émonctoire qui garantit dans une certaine mesure contre les localisations viscérales ? Hypothèse peut être bien hasardée et que nous ne faisons qu'énoncer. Car il ne faut pas qu'on s'y trompe : nous n'avons pas la prétention de fonder des axiomes en vénéréologie ; nos boutades n'ont d'autre but que celui de marquer les points litigieux. Nous accepterons toujours avec reconnaissance la saine critique, notre seul désir étant de faire jaillir la lumière sur cette grande question encore si obscure de l'évolution de la syphilis, et par suite de son traitement.

Pour les ostéites, les gommes du nez, du palais, du pharynx, c'est encore le traitement mixte qui sera indiqué. Là, il faut craindre surtout la nécrose et les perforations de la voûte palatine. Outre le mercure, toujours indispensable, on prescrira l'iodure à doses élevées, et il ne faudra pas craindre d'aller de 6 à 12 grammes par jour, si c'est nécessaire. D'une façon générale, c'est ce traitement mixte, à doses intensives, que l'on opposera à la syphilis viscérale. Toutefois, pour la syphilis du rein, il faudra, sans abandonner systématiquement le mercure, être très prudent dans la façon de l'employer. Quant aux localisations cérébrales et médullaires, de beaucoup les plus dangereuses, il faudra agir énergiquement contre elles, car la vie du malade est en jeu et l'on n'a pas beaucoup le choix des moyens. Sans perdre de temps à tâtonner, injectez d'emblée le calomel, avec les précautions usuelles, et faites des vœux pour qu'il agisse, s'il n'est pas trop tard.

En résumé, nous répéterons que le seul spécifique de la syphilis est le *mercure*, aidé d'un puissant résolutif, l'*iode*. Comme accessoires, se trouvent les toniques, l'hygiène, etc., sur lesquels nous n'avons plus à revenir. Or, comme l'éternelle discussion porte toujours sur la façon d'administrer le mercure, nous dirons encore — on ne saurait trop le ressasser, même après cette longue étude — qu'il ne faut jamais être exclusif et adopter un mode de traitement au détriment des autres. Essayez d'enrayer la syphilis au début par les injections de calomel, d'après la méthode de Jullien, si vous êtes consulté en temps utile ; autrement, dans les cas ordinaires, généralement simples ou bénins de la pratique courante, les pilules suffiront (Sublimé, par exemple ; se méfier du protoiodure).

Si les accidents sont plus marqués ou rebelles, essayez les frictions, les injections de sels solubles (sublimé, succinimide, etc.) ; et, en cas d'insuccès, recourez aux injections d'huile grise ou même de calomel. Mais, je le répète, ne commettez pas la faute grave qui consiste a adopter une méthode invariable pour tous vos malades. Ce laisser-aller commode doit rester l'apanage des insouciants et des incapables ou encore des charlatans qui traitent à forfait : c'est une conduite indigne d'un spécialiste qui se respecte et a souci de la santé de ses malades. Et, comme il n'est pas indispensable d'être spécialiste pour avoir le désir de bien faire, je suis convaincu que mes faibles conseils profiteront à tous les médecins méritant leur titre.

APPENDICE

SYPHILIS HÉRÉDITAIRE.

Nous ne pouvons terminer notre chapitre sur la syphilis sans dire quelques mots du traitement de la syphilis héréditaire. Tout le monde est d'accord sur ce point qu'il faut soigner la mère pendant la grossesse, si l'on a des raisons pour croire à l'infection du fœtus. Cette médication, faite énergiquement, peut donner des résultats quelquefois surprenants. Après l'accouchement, il faudra engager la mère à nourrir son enfant, tout en continuant de la soigner. Si la mère ne peut nourrir, il faut choisir une nourrice *syphilitique* — en admettant que les parents, vérolés eux-mêmes, ne s'indignent pas à cette idée — ou prescrire l'allaitement artificiel du dangereux nourrisson. Il sera bon de se rappeler que les enfants supportent admirablement les mercuriaux : donc, ne pas hésiter à donner au nouveau-né syphilitque une demi-cuillerée à café par jour de liqueur de Van Swieten dans du lait, puis une cuillerée et enfin deux, suivant l'âge (1). Les frictions peuvent être faites, selon les besoins, sur les reins et sur les flancs, à la dose de 1 et 2 grammes par jour. Les plaies syphilitiques seront améliorées par les bains de sublimé (2 ou 3 grammes).

Enfin les injections elles-mêmes peuvent être indiquées. M. Balzer, recommande les injections insolubles, notamment celles de calomel, qui lui ont merveilleusement réussi dans des cas de cachexie syphilitique presque désespérés. On injecte 1, 2 ou 3 centigr. de calomel, selon l'âge et la force de l'enfant. Quelquefois une seule injection suffit.

Le coryza syphilitique des enfants sera très amélioré par la pommade de calomel au $\dfrac{1}{15}$, appliquée plusieurs fois par jour.

(1) Nous supposons un enfant venu à terme et présentant des accidents syphilitiques vers le 2e mois, comme cela se passe d'habitude ; pour un fœtus venu avant terme et couvert de plaies, n'ayant guère de réaction vitale, la dose de 50 gouttes de liqueur de Van Swieten (1/2 cuillerée à café) serait trop forte. On commencera par 20 gouttes ou bien l'on fera quelques légères frictions à l'onguent mercuriel.

Enfin M. Balzer fait à l'iodure le même reproche que nous : pour les enfants, sans le proscrire absolument, il ne trouve pas que le bénéfice à attendre soit à la hauteur des inconvénients et même des dangers qu'il peut occassionner par suite de son action irritante sur la muqueuse des voies respiratoires supérieures. A un âge aussi tendre, l'orifice glottique est étroit et il faut toujours redouter l'œdème de ces régions. Il est cependant des cas où cette ressource extrême ne saurait être négligée : nous citerons, par exemple, le cas assez rare d'hydrocéphalie consécutive à la syphilis héréditaire chez un enfant d'un an, et que Heller (de Berlin) guérit assez rapidement par l'iodure de potassium (observation publiée en 1892).

II

LA CHANCRELLE

Manifestations de la chancrelle : chancre mou, chancre serpigineux, chancre phagédénique. — Traitement approprié à chacune de ces formes. — Destruction de la virulence : caustiques et antiseptiques. — Toniques généraux. — Complications : adénite chancrelleuse. — Chancres mixtes.

Bien que, dans cette étude thérapeutique, nous devions supposer connu tout ce qui concerne la symptomatologie, l'étiologie, etc., nous rappellerons succinctement que le virus chancrelleux, dont le microbe a été découvert, se manifeste sous trois aspects principaux ; 1° le *chancre mou*, appelé aussi chancre volant, chancre simple, presque toujours multiple ; 2° le *chancre serpigineux*, qui s'avance en rongeant, tandis que la cicatrisation se fait derrière lui ; 3° le *chancre phagédénique*, généralement seul, mais parfois énorme, disséquant tous les tissus sur place et pouvant prendre des proportions fantastiques.

Il va sans dire que les deux dernières variétés sont rarissimes, et que le chancre phagédénique géant, atteignant les dimensions d'une soucoupe et creusant à 3 centimètres de profondeur, est une rareté pathologique. Dans le seul cas observé par nous, la mort s'ensuivit (1). Il y a bien aussi des chancres gangréneux — comme dans la syphilis — mais ils ne diffèrent des autres que par leur mode d'évolution : tout aussi rares que les chancres phagédéniques; ils fournissent, en somme, une plaie analogue, mais avec une tendance moindre à augmenter en circonférence, la gangrène limitant en quelque sorte les dégâts dès le début. Mais, nous le répétons, tous ces cas sont bien rares chez les gens propres et sur les terrains non préparés, soit par la cachexie, soit par la strume, la syphilis, l'alcoolisme, soit, surtout, par la misère physiologique.

Pour en revenir à notre première variété, le chancre mou type, nous dirons que lui aussi est loin d'être fréquent. Pourquoi ? pour une raison bien simple, que je ne me rappelle pas avoir vu signalée, mais qui n'est pas à l'honneur de l'espèce humaine. C'est tout bonnement parce qu'il est horriblement douloureux au moindre contact et, par suite, difficile à dissimuler dans les cas où « l'esprit de paillardise » l'emporte sur la crainte de la souffrance. En outre, bien qu'il existe rarement seul et se multiplie presque à l'infini par auto-inoculation, il n'en reste pas moins un mal essentiellement local. Il respecte la tête et n'a pas, comme la syphilis, mille formes et, par conséquent, mille occasions d'être communiqué. Enfin — et surtout — il ne peut

____

(1) Cf. Buret. *La syphilis aujourd'hui et chez les anciens :* Paris, 1890, page 5.

l'être inconsciemment ; il n'a qu'une phase, n'infecte pas l'organisme et n'est pas héréditaire. Toutes ces causes limitent forcément la contagion dans un champ assez restreint. C'est donc une affection essentiellement vénérienne, qui ne peut guère être prise que par le coït. Exceptionnellement, elle se communiquera par des attouchements ; encore ces derniers doivent-ils être bien intimes. Je ne cite que pour mémoire les chancres de l'index contractés par les gynécologues, les accoucheurs et les sages-femmes ; c'est un des charmes incontestés de la profession médicale. Avec les autres contagions ou infections, cela fait partie du casuel.

Le traitement sera donc purement local. Les toniques n'interviendront, au point de vue général, que pour modifier, dans la mesure du possible, un terrain favorable à la culture microbienne. N'ayant pas à s'inquiéter ici de l'infection de l'organisme, le praticien n'aura qu'un but : détruire promptement la virulence pour transformer un ulcère septique en une plaie simple. Les moyens à sa disposition seront les caustiques, les pansements antiseptiques, le repos et les toniques.

Caustiques. — Un des plus actifs et des plus efficaces, est sans contredit le *fer rouge*, remplacé aujourd'hui par le thermocautère ou le galvanocautère, plus faciles à manier et moins effrayants. L'élément douleur est supprimé par la cocaïne. Néanmoins, c'est un moyen énergique auquel on n'a guère recours en temps ordinaire et que l'on réserve pour les chancres phagédéniques ou ceux qui résistent aux autres moyens.

Ricord a beaucoup employé la *pâte carbo-sulfu-rique* (poudre de charbon, 10 gr.; acide sulfurique, 4 gr.); mais nous ne la conseillerons pas. Outre qu'elle est fort douloureuse, elle peut diffuser. La *pâte de Vienne* (potasse caustique à la chaux, 50; chaux vive, 60; alcool à 90°, quelques gouttes), bien que plus maniable, encourt le même reproche. Nous préférons de beaucoup le *chlorure de zinc* en solution saturée. A l'aide d'un bout d'allumette, garni à son extrémité d'une boulette de coton trempée dans la solution, on peut cautériser le chancre dans toutes ses anfractuosités, sans craindre la diffusion du liquide. Il faut savoir, en effet, que la solution de chlorure de zinc ne cautérise que les surfaces dénudées, ou, plus exactement, privées de leur épithélium. Au bout de trois jours, on recommencera cette cautérisation, et il est bien rare qu'après la troisième séance (c'est souvent après la deuxième), toute virulence n'ait pas disparu. Pansements antiseptiques dans l'intervalle. Nous déconseillerons la *pâte de Canquoin*, car il est trop difficile d'apprécier exactement la quantité à employer.

On peut aussi se contenter de caustiques faibles ou d'agents qui modifient la virulence du chancre sans le détruire. C'est ainsi qu'on a préconisé l'*application locale de la chaleur* sous forme de compresses imbibées d'eau chaude sur lesquelles coule constamment, à l'aide d'un serpentin, de l'eau maintenue à 50° par une lampe à gaz. La température, au niveau du chancre, est d'environ 44° : le malade reste au lit et le traitement dure deux jours. C'est bien compliqué : nous préférons le chlorure de zinc, voire même le thermocautère. D'ailleurs, tous ces moyens n'excluent pas les pansements locaux, que l'on combine avec les cautérisations. On peut encore se servir du nitrate d'argent ou de l'acide phénique au $\frac{1}{10}$ dans l'alcool à 90°. On a préconisé les attouchements quotidiens avec le *perchlorure de fer*, le *citrate de fer*, et, par dessus tout, le *tartrate ferrico-potassique*, que Ricord considérait comme un spécifique.

M. Balzer a obtenu de bons résultats avec le *sulfo-carbol* (mélange d'acide sulfurique et d'acide phénique à l'état pur) en solution aqueuse au $\frac{1}{10}$: il le considère comme un des meilleurs caustiques liquides.

Antiseptiques. — Le meilleur de tous les agents solides, employés comme antiseptiques pour le traitement du chancre mou, est certainement l'iodoforme. Malheureusement son odeur pénétrante et insupportable en rend l'usage presque impossible. En ville, il n'y faut pas songer. A l'hôpital, j'ai vu des praticiens, Jullien, par exemple, y renoncer définitivement. En outre, il peut produire des phénomènes d'intoxication.

L'*iodol*, l'*aristol*, l'*europhène*, etc., sont bien moins actifs et très infidèles. L'*acide pyrogallique*, mélangé à trois parties d'amidon, détruit la virulence du chancre au bout de deux ou trois applications : c'est une préparation à retenir. La poudre de *traumatol* pourra rendre des services (1).

(1) Nous n'avons pas encore eu l'occasion d'expérimenter, contre la chancrelle, le *traumatol*, dont nous n'avons eu qu'à

Nous avons indiqué les principaux moyens dirigés contre la chancrelle ; il y en a encore une foule d'autres dont nous n'avons pas parlé, car il faut se borner. A vrai dire, on n'a que l'embarras du choix : c'est avouer assez clairement qu'il n'existe pas de spécifique.

Voici la conduite fort simple que nous conseillerons. Pour les chancres mous ordinaires, soins minutieux de propreté ; bains locaux deux fois par jour, à une température supérieure à 40°. Selon la virulence, choix d'un caustique; le plus souvent, on se contentera de la solution de chlorure de zinc ; d'après l'aspect de la plaie, on jugera si l'on doit renouveler ou multiplier les cautérisations. Les pansements seront faits avec la *boue de salol ;* Jullien donne ce nom à une pâte faite tout simplement de poudre de salol et d'eau. Cette substance a une odeur plutôt agréable et son action est presque aussi efficace que celle de l'iodoforme. D'une façon générale, exiger le repos du malade et prescrire les toniques ainsi que la nourriture substantielle.

Le même traitement local et général s'applique aux chancres très virulents, phagédéniques ou serpigineux. Là, il ne faut pas hésiter à s'adresser aux caustiques, et, dans cet ordre d'idées, le thermaucautère ou le galvanocautère sont encore les plus efficaces.

Complications. — Très souvent le chancre mou,

nous louer pour toutes les plaies en général. Le Dr Desmons le préconise vivement, surtout pour les bubons chancrelleux, associé à la glycérine : c'est un procédé à retenir.

sans qu'il ait besoin pour cela d'être géant, phagé-dénique ou serpigineux, se complique *d'adénite sup-purée*. Nous disons « suppurée », car dans le cas de chancrelle — au contraire de la syphilis — le bubon suppure presque invariablement. Si ce n'était que cela, on en serait quitte pour soigner ce bubon comme un abcès ordinaire; mais, malheureusement, lorsqu'il s'ouvre ou que l'on donne issue au pus, les bords de l'ouverture s'ulcèrent immédiatement, et l'on se trouve en face d'un nouveau foyer chancrel-leux qui n'est pas toujours le moins virulent. Il me souvient, lorsque j'étais externe dans le service de Martineau, à l'hôpital de Lourcine, en 1878, (aujour-d'hui hôpital Broca), d'avoir pansé pendant un an une pauvre fille qui avait eu des chancres mous. Ces derniers, que je n'ai pas vus — car ils étaient ci-catrisés depuis longtemps quand j'ai repris le service — avaient occasionné une adénite suppurée avec ulcération et décollement de la peau. Or, je faisais un pansement pour un véritable chancre serpigineux qui partait de l'aine droite, avait détruit la peau de tout le pli inguinal et s'était prolongé dans le pli génito-crural jusqu'au niveau du périnée. Elle n'é-tait pas encore guérie quand j'ai remis le service à mon successeur, et j'ai su que la guérison définitive n'avait été obtenue que vers le milieu de l'année 1879. On n'avait pas employé le cautère actuel, mais il me semble que, dans un cas semblable, il eût été au moins prudent de l'essayer.

Dans plusieurs cas de bubons chancrelleux, ra-mollis, prêts à s'ouvrir, nous avons évité la plaie à ciel ouvert — et peut-être des complications — en vidant la poche à la fois purulente et virulente par une simple ponction à l'aide de la seringue de Pravaz ordinaire. On pourra toujours user de ce petit moyen pour lequel il n'existe pas de brevet : il est à la portée de tout le monde. On fera bien de recouvrir ensuite d'un tampon d'ouate imbibé d'une solution phéniquée à 5 0/0. On s'est quelquefois bien trouvé d'applications de mousseline imbibée d'eau blanche dans un but purement résolutif.

Chancres mixtes. — Les chancres mixtes sont des chancres qui participent des deux éléments, chancrelleux et syphilitique, par suite d'une double inoculation au même endroit : il est généralement multiple. Ou bien le chancre est mixte d'emblée, c'est-à-dire plus ou moins induré tout en présentant les caractères de sensibilité, de suppuration et de perte de substance propres au chancre mou, ou bien c'est un chancre mou qui s'indure plus tard, lorsque la période d'incubation de la syphilis est expirée. Dans les deux cas, le traitement sera celui du chancre mou ordinaire. En effet, nous avons vu que le chancre syphilitique ne réclamait aucun traitement local. On se bornera donc à éteindre localement le virus chancrelleux, tout en instituant à l'intérieur le traitement mercuriel, dès que l'élément syphilitique aura pu être dépisté.

III

LA BLENNORRHAGIE

Nous voici arrivé au chapitre le plus ardu de
notre étude thérapeutique. En effet, la blennorrhagie,
cette vulgaire *chaude-pisse* que le public n'est que
trop disposé à considérer comme insignifiante, est
en réalité la plus complexe de toutes les affections
d'origine vénérienne. Et, si le plus souvent, elle
guérit ou semble guérir à fond, dans d'autres cas,
malheureusement trop nombreux, il est très difficile
sinon impossible de la déraciner. Aussi a-t-on pu

dire avec raison qu'elle faisait, dans ces cas-là, le désespoir des malades et des médecins. C'est que, si la blennorrhagie, en tant que maladie inflammatoire des voies urinaires extérieures, n'est rien en elle-même, elle peut devenir fort désagréable et même dangereuse par sa propagation à des organes plus profonds, par ses complications ou par sa chronicité. En outre, la découverte du *gonococcus* de Neisser a permis à quelques esprits judicieux, tels que Guiard, Jullien, Pétrone, Verchère et autres, de voir dans la blennorrhagie une véritable affection générale. Non pas qu'on doive l'envisager au même point de vue que la syphilis avec ses phases consécutives et presque fatales : la blennorrhagie, avant tout inflammatoire, reste le plus souvent limitée à l'appareil génital. Mais ses localisations à distance (blennorrhagie des séreuses) démontrent la migration du gonocoque dans le sang, puisqu'on a pu constater sa présence dans certains épanchements articulaires, péritonéaux, péricardiques ou pleuraux.

Sans entrer dans des discussions à perte de vue sur les écoulements uréthraux d'origine vénérienne, sans gonocoques, et sur les gonocoques trouvés dans des écoulements non vénériens, voire même dans les liquides normaux de la vulve et du vagin — points sur lesquels nous faisons des réserves — nous dirons que, dans l'état actuel de la science, le premier devoir du praticien est de rechercher la présence dudit gonocoque dans tout suintement purulent des voies génitales, et que, s'il l'y trouve, il pourra, à défaut d'autre chose, affirmer la contagion et se gouverner en conséquence. Nous aurons sans doute un jour l'occasion de reparler des blennorrhagies à streptocoques ; mais pour le traitement, qui seul doit nous occuper ici, nous ne voyons pas la nécessité de nous égarer dans des subdivisions à l'infini. Au point de vue de ce traitement seul, nous étudierons d'abord la blennorrhagie chez l'homme, avec ses complications limitées aux organes masculins ; ensuite la blennorraghie de la femme, si différente en raison de son système génital complexe ; enfin la blennorraghie commune aux deux sexes, c'est-à-dire les localisations aux organes dont la structure est la même chez l'homme et chez la femme.

A. BLENNORRHAGIE CHEZ L'HOMME

1º Blennorrhagie aiguë

Par *blennorrhagie aiguë*, chez l'homme, il faut entendre cette affection que caractérise un écoulement de l'urèthre, purulent, jaune verdâtre, et s'accompagnant, au début, de cuisson quand le malade urine. Telle est la vulgaire *chaude-pisse*, connue depuis le déluge, et sur laquelle la Bible contient quelques remarques très judicieuses. La moitié du chapitre XV du *Lévitique* est consacrée aux mesures de propreté relatives aux vêtements, objets de literie et ustensiles appartenant au malade atteint d'écoulement uréthral (*zob*, en hébreu) qui le rend impur. (*tameh*) (1). Lui aussi doit se nettoyer, faire des

(1) Beugnies-Corbeau. *Archéologie médicale de l'Egypte et de la Judée* ; Liège, 1891. Fascic. I, p. 74 et suiv.

D.

ablutions fréquentes et, après guérison complète (ỹ 13), il lui faut rester encore une semaine en observation avant de reprendre ses habitudes et ses fréquentations. Ce qui prouve bien que ces règles hygiéniques visent la blennorrhagie (*zob*), c'est que seul le ỹ 16 s'occupe des pollutions nocturnes, qu'il spécifie bien par les mots *sikbath zârah* (perte de semence); dans ce second cas, l'homme n'est impur que jusqu'au soir; on lui enjoint de se laver et c'est tout. Il n'est pas obligé, comme le précédent, le *zab* (blennorrhagien), de passer avec son mobilier par toute la gamme de la désinfection municipale prescrite par Moïse (1).

Or, pour le traitement de cette affection classique et courante, mais encore assez mal connue, comment devons-nous procéder en l'état actuel de la science ? Il y a plusieurs choses à considérer: 1° l'état du malade ; 2° l'âge de la maladie ; 3° le terrain ; 4° le nombre des blennorragies antérieures, dans le cas de récidive. Si toutes ces considérations ne doivent pas modifier beaucoup la conduite du praticien, elles auront toutefois une grande influence sur le pronostic, surtout au point de vue de la durée de la maladie, et tout est là.

Nous supposerons tout d'abord le cas du malade qui se présente chez le médecin avec sa première blennorrhagie et dans les trois premiers jours de l'écoulement. C'est l'idéal pour le médecin, car la guérison intégrale est la règle; malheureusement, c'est presque l'exception dans la pratique ! Ce néo-

(1) Le reste du chapitre XV concerne la femme qui a ses règles.

blennorrhagien, le plus souvent un échappé du collège qui fait ses premières armes, a rarement le sang-froid — j'allais dire le courage — nécessaire pour venir affronter le diagnostic médical. C'est la proie toute indiquée des charlatans ; passe encore lorsqu'il va furtivement trouver le pharmacien : il y a toujours un peu plus de compétence, ne fut-ce qu'en raison de *l'experto crede Roberto*. Le médecin, lui, ne voit guère que les briscards de la blennorrhagie, les « laissés pour compte » de l'empirisme ou de l'officine pharmaceutique. Quant au spécialiste honnête, qu'il ne faut pas confondre avec les chevaliers des vespasiennes, il ne reçoit que les incurables ; les autres clients sont conservés précieusement et on ne lui adresse que les cas dont on désespère ou les non-valeurs. Mais, puisque nous devons tout étudier, examinons d'abord le cas le plus commode, c'est-à-dire la blennorrhagie franche aiguë, à son apparition.

On se rappelle l'étiologie et l'incubation de la chaude-pisse classique. C'est le bon petit jeune homme qui, après trois, cinq ou huit jours — quelquefois davantage (1) — d'un coït suspect tout au moins, mais accompli en toute confiance, c'est-à-dire sans la moindre précaution préalable ou consécutive, sent une légère cuisson en urinant. Les lèvres du méat, d'abord, et le pourtour du gland ensuite, rougissent d'une façon inquiétante où la pudeur n'est pour rien ; et, à la miction suivante,

---

(1) Verchère a rapporté deux cas où l'incubation aurait duré 16 et 21 jours ! (*Blennorrhagie chez la femme* ; Paris, 1894, T. I, p. 40).

l'attention étant éveillée, apparaît une gouttelette blanchâtre. Le propriétaire dudit méat s'étonne, le premier jour ; le lendemain, devant la multiplication des gouttelettes purulentes, il s'inquiète. Allons-nous, en supposant qu'on nous consulte, tenter le traitement abortif ou livrer le malade aux lenteurs de la vieille méthode dite classique? Ici, deux mots d'anatomie pathologique sont nécessaires pour expliquer la conduite du praticien et justifier son choix.

Il est acquis maintenant que la contagion a lieu dès que le méat urinaire s'est trouvé en contact direct avec le pus blennorrhagique. Il n'est pas indispensable que le gland ait baigné dans un lac virulent : le centième d'une goutte suffit, pourvu que cette infime quantité de liquide contienne un groupe gonococcique. Les gonocoques étrangers, arrivant sur un terrain vierge — lisez : le méat — s'installent et colonisent. Ils pénètrent dans la couche superficielle de la muqueuse, laquelle ne tarde pas à s'enflammer ; l'inflammation gagne de proche en proche et envahit tout l'urèthre antérieur. Les cellules épithéliales, gorgées de gonocoques, éclatent ou sont enlevées en presque totalité par l'inflammation. Les microbes s'enfoncent dans le stroma même de la muqueuse : c'est ce qui explique, comme le dit très justement Guiard, dans son excellent ouvrage (1), « la difficulté, sinon l'impossibilité de leur destruction totale, qui a été le but de tous les traitements abortifs ».

Or, ce qu'il importe de retenir, au point de vue de

______

(1) Guiard. *La blennorrhagie chez l'homme* ; Paris, 1891.

ces mêmes traitements abortifs — auxquels nous ne devons pas renoncer — c'est que l'urèthre antérieur est presque toujours le seul pris dans les trois premiers jours de l'écoulement; cette localisation persiste parfois jusqu'au cinquième jour, mais ce n'est pas fréquent. On devine l'enseignement pratique qui découle de ces connaissances anatomo-pathologiques et bactériologiques. Tant que le sphincter uréthral n'a pas été dépassé par l'inflammation, ou, en d'autres termes, tant que celle-ci n'a pas envahi l'urèthre postérieur, on peut conserver l'espoir de tuer les gonocoques par des lavages de l'urèthre antérieur à l'aide de liquides appropriés. Le lavage de la totalité de l'urèthre est déjà plus difficile et compte moins de succès; et puis on a constaté des cystites qui pourraient bien être dues au refoulement des gonocoques jusqu'à la région prostatique. Guiard cite en outre un cas d'orchite double qui lui paraît — du moins il le laisse entendre — avoir été le résultat le plus appréciable du traitement. C'est peu encourageant, avouons-le. Aussi bornons-nous, jusqu'à nouvel ordre, au lavage de l'urèthre antérieur qui ne présente aucun danger.

Or, comment doivent êtrtique praés ces lavages ? On se sert d'un récipient en fer, émaillé ou en caoutchouc, appelé « bock », d'une contenance de deux litres et gradué, qu'on accroche à la muraille (1). La hauteur nécessaire pour une pression suffisante est de 1 mètre, à partir de la verge du malade. Pour la

____

(1) Guiard se sert maintenant d'une seringue en caoutchouc durci, d'une contenance de 100 gr., qu'il remplit cinq fois de suite.

commodité de la manipulation, le tuyau de caoutchouc aura 1m50 : on adapte, à l'extrémité de ce
tuyau, un embout en verre construit exprès et que
l'on trouve partout. Notre confrère, le D' Guépin, a
modifié cet embout d'une façon très heureuse, aussi
simple que pratique. Une petite dépression du verre
permet au liquide de sortir de l'urèthre sans qu'on
soit obligé, comme avec les anciens embouts, à un
tour de main spécial auquel il est assez difficile d'i-
nitier certains malades au méat étroit. L'embout
modifié par Guépin revient à quelques décimes.
Comme le liquide — le méat restant ouvert pour le
courant de retour — ne peut franchir le sphincter
uréthral, ce lavage n'agit que sur l'urèthre antérieur. Or, nous avons dit que, dans les trois premiers
jours en général, l'inflammation n'allait pas plus
loin.

Le médicament de choix, pour la destruction des
gonocoques, est le *permanganate de potasse*, en solution à 1 p. 10.000. C'est la dose à laquelle s'est arrêté
Guiard après maints essais et il a constaté que cette
solution faible, outre qu'elle n'était nullement douloureuse, avait des effets plus rapides et plus appré-
ciables. Les doses de Janet, qui est allé jusqu'à
1 p. 2.000, sont douloureuses et ne font pas disparaître aussi rapidement les gonocoques. « Le perman-
» ganate de potasse à 1 p. 10.000 peut suffire, dit
» Guiard. Cependant, comme il est encore très bien
» supporté par la muqueuse uréthrale à 1 p. 5 ou
» 6.000, je varie volontiers le titre de mes solutions
» entre ces deux chiffres, prenant pour guide uni-
» que les sensations éprouvées par les malades aux-
» quels il importe de causer un minimum de souf-

france (1) ». Les premiers lavages seront faits dans le cabinet du médecin ; mais, comme il en faut deux par jour, au moins pendant les 4 ou 5 premiers jours, on pourra initier certains malades intelligents à cette petite manœuvre, pour qu'ils puissent opérer chez eux. Pour les jours suivants, un lavage suffira. Le médecin, lui, se servira d'une solution titrée ; mais, quand le malade doit faire ses lavages lui-même, il est préférable de lui prescrire un certain nombre de paquets contenant 10, 15 ou 20 centigrammes de permanganate : on a plus de chance pour que le lavage soit bien dosé. — A chaque lavage, on fait passer, dans l'urèthre, un litre de liquide tiède. Guiard se contente de 500 grammes ; d'après sa méthode, il faut faire, dès le début, le lavage de tout l'urèthre, postérieur et antérieur.

Dans les cas heureux, l'écoulement diminue rapidement ; la douleur à la miction s'atténue, ainsi que les érections nocturnes, si gênantes. Au bout de 12 à 15 jours, au plus, tout est fini. Guiard (2) affirme — et l'on connaît sa compétence en la matière — qu'il est inutile d'espérer la guérison par le permanganate après 15 jours de traitement inefficace. C'est exact le plus souvent. Toutefois il nous a été donné d'observer deux étudiants en pharmacie qui ont été guéris l'un et l'autre après six semaines de lavages continus, *et sans autre traitement*. Il est vrai que la blennorrhagie est une maladie si bizarre qu'elle semble avoir été inventée tout exprès pour faire

(1) Guiard. *Traitement abortif et prophylaxie de la blennorrhagie chez l'homme* ; Paris, 1800.
(2) *La blennorrhagie chez l'homme* ; Paris, 1891.

échouer les calculs du thérapeute et tromper ses prévisions.

En cas d'échec, l'écoulement est notablement diminué ; mais il persiste et il faut recourir à d'autres moyens. Il y a donc intérêt à pratiquer quand même les lavages puisqu'on atteint, presque sans douleur et avec très peu d'écoulement — ce qui est quelque chose — l'époque où la vieille méthode peut seulement commencer son intervention thérapeutique. Si l'abortion n'est pas obtenue, en d'autres termes, si le malade n'est pas guéri au bout de trois semaines, il faut avoir recours à l'ancien procédé et administrer les balsamiques.

Maintenant, examinons le blennorrhagien arrivant, comme c'est le cas le plus fréquent, au bout de 5, 6 ou 8 jours d'écoulement. C'est le moment le plus intensif de la période inflammatoire : il est absolument indiqué de calmer, d'où traitement antiphlogistique. L'écoulement augmentera plutôt, mais il faut que la maladie jette son feu ; la guérison n'est pas plus lente, bien au contraire, pour les chaude-pisses à écoulement abondant, que pour ces blennorrhagies torpides qui ne coulent presque pas, mais durent indéfiniment. A cette période, aiguë et douloureuse, les balsamiques seraient absolument inutiles, sinon nuisibles. On prescrira donc au malade un bain de 3/4 d'heure tous les deux jours et de fréquents lavages de l'organe avec l'eau boriquée tiède, suivis de l'application d'un tampon protecteur (ouate hydrophile) que retiendra très bien le prépuce... à moins que les parents du malade aient cru devoir offrir cet appendice en holocauste à la divinité de leur choix. Le circoncis se contentera de la compresse pliée en quatre et attachée avec des épingles de nourrice à la ceinture du suspensoir, toujours indiqué dans n'importe quelle blennorrhagie.

A l'intérieur, tisane diurétique. La plus commode est, sans contredit, la *poudre des royageurs*, qui se prépare à froid chaque fois qu'il en est besoin. Comme cette poudre, projetée dans l'eau, se prendrait en grumeaux, il est préférable d'en mettre d'abord deux cuillerées à café au fond d'un verre, de délayer peu à peu et de remplir ensuite le verre avec de l'eau ordinaire. Cette boisson est très rafraîchissante et agréable à boire : on en absorbera le plus souvent possible. Avec ce seul procédé, la miction deviendra bien moins douloureuse, en raison de l'augmentation de la quantité d'urine, dont les sels naturels sont par suite plus dilués. Les érections nocturnes, fort pénibles, seront traitées par le bromure de potassium : on conseillera utilement aux malades d'uriner chaque fois qu'elles se produiront ; c'est le seul moyen pratique de les faire cesser pendant quelques heures. Bien entendu, le patient gardera le *repos* dans la mesure du possible, c'est-à-dire qu'il évitera toute fatigue ou marche prolongée, tout exercice violent ou continu, comme la gymnastique, l'escrime, la danse, etc., et s'abstiendra de coït — heureusement presque impossible à cette période, de boissons irritantes, alcooliques et autres, et surtout de bière. Ni asperges, ni mets épicés. Vin blanc aux repas, très coupé d'eau, ou mieux d'eau de Vichy. Le lait est également très recommandable. Pas d'autre traitement jusqu'au 20ᵉ jour environ. — Éviter surtout de porter les mains aux yeux, l'ophtalmie blennorrhagique pouvant entraîner la perte de la vue.

Après cette époque, l'inflammation est tombée ; les douleurs en urinant ont disparu vers le 12e jour ; l'écoulement, de jaune verdâtre est devenu jaune, puis presque blanc. S'il file entre les doigts, c'est le bon moment pour l'arrêter au moyen des balsamiques. Il faut savoir que certains écoulements sont bons à arrêter au bout de 15 jours, que d'autres sont encore très virulents et inflammatoires au bout d'un mois. Le médecin seul pourra apprécier l'opportunité de la médication par les balsamiques. Parmi ceux-ci, les deux plus actifs et les plus employés sont le *baume de copahu* et le *poivre de cubèbe* : on les associe généralement sous forme d'opiat et c'est en effet bien préférable. Toutes les capsules de *copahu pur*, de *copahivate de soude*, d'*extrait de cubèbe*, etc., sont indigestes et ne valent pas un bon opiat.

Lorsqu'on juge à propos d'administrer les balsamiques, on supprime d'abord tout le traitement antérieur, diurétiques et bains. Puis le malade devra absorber chaque jour *neuf* boulettes, grosses comme des noisettes, de l'opiat suivant que nous recommandons :

℞. Baume de copahu	30 gr.
Nitrate de potasse....	6
Alun pulvérisé	3
Cachou........................	3,50
Sirop de térébenthine..........	35
Poivre de cubèbe..............	75
Extrait thébaïque.............	0,10

F. S. A.

On variera la dose d'extrait d'opium selon que le malade aura plus ou moins de tendance à être relâché. Cet opiat est assez consistant pour que les boulettes puissent être avalées sans autre préparation. Pour les sujets au goût délicat ou qui sont toujours embarrassés par les choses simples, on prescrira l'enveloppement dans du pain azyme. Il est rare qu'il ne se produise pas un peu de diarrhée les premiers jours, mais celle-ci ne persiste pas : il suffit de suspendre la médication pendant 24 heures ou même d'en diminuer tout simplement la dose.

Nous avons dit « neuf boulettes » parce qu'il faut agir à des doses massives si l'on veut obtenir un résultat : encore celui-ci ne sera-t-il pas des plus rapides. Certains malades guérissent en 5 ou 6 semaines, mais c'est rare, surtout pour les récidivistes ; d'autres ont besoin de 2 ou 3 mois. D'une façon générale, annoncez à votre client qu'il mettra au moins 2 mois à guérir sa chaude-pisse. S'il en est débarrassé en six semaines, il nous pardonnera très bien les 15 jours de déficit ; et, si cela dure deux mois, ce qui est la règle, il n'aura rien à dire. Toutefois, il est bon d'être prévenu que certaines blennorrhagies persistent pendant trois mois, quelquefois davantage, dans certains cas désespérants. On fera bien d'avertir les malades de cette éventualité qui est souvent due — qu'on ne l'oublie pas, car peu de malades l'avoueront — aux écarts de régime ou au traitement mal suivi.

La guérison en six semaines ou deux mois étant la règle pour la première chaude-pisse, le traitement que nous venons d'indiquer suffit parfaitement. Mais si néanmoins les choses traînaient en longueur, il faudrait avoir recours à d'autres agents. Le malade est dans les mêmes conditions que celui qui a déjà eu plusieurs blennorrhagies : il a d'emblée une de ces chaudes-pisses torpides, à écoulement peu abondant, à peu près sans réaction inflammatoire, et ce sont les plus longues et les plus difficiles à extirper. Le traitement ordinaire est insuffisant. Partant de cette donnée clinique que certains tempéraments s'accommodent mal d'une médication qui réussit parfaitement chez d'autres, le praticien sera obligé de tâtonner et devra tout essayer. C'est ainsi qu'on pourra remplacer le copahu et le cubèbe par l'*essence de santal*. On donnera d'abord 4 capsules par jour, puis 5, 6, 7 et 8 ; au-dessus de cette dose, le malade éprouve généralement des douleurs de reins : il ne faut donc pas trop la dépasser. Si le médicament est bien supporté, on peut aller jusqu'à dix capsules par jour. Tout récemment on a proposé l'*arhéol*, principe actif du santal, qu'on administre également en capsules et à la dose de 10 à 12 par jour : le nombre des malades auxquels nous l'avons prescrit est trop restreint pour que nous puissions nous prononcer dès maintenant sur la valeur de ce produit.

Lorsque l'écoulement est devenu très liquide, presque incolore et tend à s'éterniser, on essaie les injections à titre d'adjuvant, mais sans abandonner pour cela les balsamiques. On peut dire que, en fait d'injections, tout ou presque tout a été essayé : c'est avouer fort clairement qu'aucune n'est infaillible. Les plus usitées sont les injections astringentes, les injections légèrement caustiques, les injections neutres qui agissent mécaniquement en isolant la muqueuse uréthrale, les injections antiseptiques, etc.

Nous ne formulerons que les principales ; beaucoup étant à la fois astringentes et caustiques, ou caustiques et antiseptiques, nous ne pouvons adopter de division nettement tranchée.

Parmi les injections astringentes, la plus connue est celle de Ricord, à base de sulfate de zinc et d'acétate de plomb.

$\mathrm{2\!\!\!/}$. Sulfate de zinc................. 1 gr.
   Acétate de plomb 2
   Laudanum de Sydenham.. ..$\Big\}$ ãã 4
   Teinture de cachou.........$\Big\}$
   Eau distillée.................. 200

On peut remplacer l'acétate de plomb par le tannin. Nous avons aussi l'injection aux 3 sulfates qui a eu son heure de célébrité :

$\mathrm{2\!\!\!/}$. Sulfate de zinc..............$\Big\}$
   —   cuivre............$\Big\}$ ãã   0, gr. 50
   —   fer...............$\Big\}$
   Eau distillée...... .... 150 à 200 gr.

On peut varier les doses de ces différents sels ; toutefois on fera bien d'agir avec prudence, car en augmentant par trop les doses, on arriverait vite à faire un caustique d'une injection astringente. Cette observation s'adresse surtout à l'injection à base de nitrate d'argent, à la fois astringente et antiseptique qui se formule généralement ainsi :

$\mathrm{2\!\!\!/}$. Azotate d'argent cristallisé .. O gr. 03
   Eau distillée.... .... 100 gr.

Nous appellerons neutre l'injection au bismuth, un peu délaissée depuis quelques années :

    ℞. Sous-nitrate de bismuth......... 4 gr.
       Eau distillée.................... 200 —
                        Agitez.

C'est l'injection isolante, au même titre que celle
à l'oxyde de zinc ou toute autre poudre inerte.

Parmi les injections astringentes, citons encore,
employés seuls, le sulfate de fer (0 gr. 50 à 1 g. 0/0)
le sulfate de cuivre aux mêmes doses, le sulfate
de plomb (2 0/0), le perchlorure de fer (1/300)
et le vin rouge du Midi, coupé de 2 à 3 parties
d'eau ; ce dernier agit surtout par le tannin. On
a encore associé le tannin et l'alun (1 à 2 0/0), le
tannin, l'alun et le vin de Roussillon ; on a même
employé le ratanhia (1 à 3 p. 200). La plupart sont
bonnes : celle qui semble réussir le plus souvent est
celle au sulfate de zinc et tannin, qui se formule
ainsi :

    ℞. Sulfate de zinc.............) āā 0, gr. 50 à 1 g.
       Tannin ....)
       Eau de roses............... 100 gr.

Le nitrate d'argent a aussi sa valeur, mais nous
avons déjà dit et nous répétons qu'avec certaines
blennorrhagies, il faudrait presque employer toutes
les substances connues et que l'injection merveilleuse
qui aura guéri 999 malades d'affilée, échouera avec
le millième. Ce dernier pourra être guéri avec telle
injection oubliée de la vieille pharmacopée, heureusement exhumée pour la circonstance ; à moins
qu'il ne résiste à tout traitement, ce qui se voit encore, relativement trop souvent.

Enfin, comme antiseptiques pour injections, nous avons le permanganate de potasse (0 gr. 05 p. 100), le sublimé (1 p. 2.000), le sulfate et le lactate de quinine (0 gr. 50 à 1 gr. p. 100). Comme le fait très justement remarquer Guiard, il n'existe aucune règle précise pour le choix de ces médicaments. Il a parfaitement raison lorsqu'il dit que le permanganate de potasse est plus particulièrement indiqué contre les gonocoques. Le nitrate d'argent, cet *ami des muqueuses*, selon l'expression consacrée, s'adresse plutôt aux écoulements purement inflammatoires, au moment où les gonocoques ont disparu. Quant au sublimé, il fait pulluler les gonocoques : il nous paraîtrait plutôt indiqué pour réveiller les écoulements torpides, encore gonococciques ; il serait dangereux de l'employer à doses trop fortes, car il ne faut pas oublier qu'il est corrosif. Les astringents s'adressent à la suppuration qui persiste en dehors de tout microbe ; mais, quand on n'a plus que cette ressource, il faut s'attendre à voir s'installer la blennorrhagie chronique, c'est-à-dire la blennorrhée, dont nous parlerons dans un instant.

Or, quel que soit le médicament adopté pour les cas ordinaires, doit-on craindre les effets des injections répétées ou prolongées ? En d'autres termes, ces dernières justifient-elles les préventions de certains malades qui les accusent, par ouï-dire, de *donner des rétrécissements* ? Nullement, si elles sont judicieusement dosées et bien surveillées. Vous avez un guide parfait, c'est le degré de sensibilité de la muqueuse uréthrale : toute injection *qui fait mal* est trop forte et par conséquent mauvaise. Une bonne injection doit pouvoir être conservée de 2 à 5 minutes dans le canal sans faire éprouver la moindre douleur, à peine un léger picotement. A cette condition, il n'y a rien à craindre : on en fait trois par jour au minimum. Guiard en recommande 5 ou 6, si possible ; mais il commence toujours par des doses faibles, en tâtant la susceptibilité du malade : nous ne pouvons qu'approuver cette conduite prudente. Nous concluerons donc : jamais une injection ne donnera de rétrécissement à moins d'être corrosive, car alors elle agit à la façon des brûlures. C'est la blennorrhagie elle-même qui entraîne le rétrécissement, quand il se produit : je dirai même plus : *seules* les blennorrhagies à gonocoques les engendrent.

Dans les cas heureux, lorsque l'écoulement est tari, il ne faut pas supprimer brusquement les balsamiques, sous peine de voir réapparaître immédiatement l'écoulement ; on administre l'opiat ou le santal à doses successivement décroissantes. C'est la période la plus délicate pour le malade pressé de reprendre ses habitudes. Comme il ne voit plus aucun suintement, il est porté à ne pas croire son médecin ou n'a pas l'énergie suffisante pour attendre encore un peu. Il faut, lorsque l'écoulement paraît tari, que le canal est sec dans la journée, même lorsque la goutte matinale a disparu, engager le malade à uriner tous les matins dans un verre. Il doit examiner le premier jet par transparence, et, tant qu'il aperçoit des filaments dans l'urine, il n'est pas guéri. Il faut donc continuer le traitement.

Pour les écoulements rebelles, non encore chroniques, on peut essayer divers moyens : les grands lavages au nitrate d'argent (0,20 à 0,40 p. 100), voire même le sublimé (0 gr. 05 à 0,10 p. 1.000). Nous nous sommes bien trouvé, dans certains cas, d'avoir combiné l'opiat balsamique avec le grand lavage au permanganate de potasse (0,25 à 0,40 p. 1.000).

Enfin, quand le canal est bien sec et que l'urine ne décèle plus de filaments suspects, on tente la grande épreuve, celle de la bière. Le malade est invité à cesser tout traitement et à absorber plusieurs bocks en quelques heures. S'il sort indemne de cette épreuve — et il exécutera le programme, soyez-en sûrs — vous pouvez le déclarer guéri... jusqu'à la fois suivante.

2° Complications de la blennorrhagie chez l'homme

a. Orchite

En vue de l'orchite possible — *épididymite* en réalité, laquelle se produit le plus souvent au déclin de l'écoulement, il faut porter un bon suspensoir et éviter fatigues et excès. Si l'orchite se déclare, il faut immédiatement faire coucher le malade. Les testicules seront relevés à l'aide d'une serviette-éponge. Applications d'eau blanche froide ; ou bien si les douleurs sont vives, employer la vessie de glace séparée du scrotum par une compresse de toile. On peut se servir aussi avec avantage d'un gros tampon d'ouate congelé par un jet de chlorure de méthyle. M. Balzer (1) s'est bien trouvé de badigeonnages au

(1) Balzer. *Thérapeutique des maladies vénériennes* ; Paris, 1894.

gaïacol (1 à 2 gr.), employé pur, sur la région abdomino-iliaque ou en pommade (3 à 5 gr. pour 30 gr. de vaseline) sur le scrotum. Quelquefois un badigeonnage suffit ; ou bien il en faut deux par jour pendant deux ou trois jours. On n'oubliera pas que la constipation est une cause fréquente de douleurs le long du cordon : dans cet ordre d'idées, un purgatif salin pourra rendre de grands services au malade dès le début de l'orchite. M. Balzer repousse l'onguent napolitain comme trop irritant et est d'avis qu'on doit réserver l'application de sangsues pour les cas où une péritonite par propagation serait à craindre. Il conseille de continuer l'usage des balsamiques dès que la période fébrile est passée. Le malade ne peut guère se lever avant quinze jours ; alors il fera usage d'un suspensoir ouaté et évitera toute fatigue.

b. Prostatite

Se traitera par le repos absolu, les grands bains, les applications humides au périnée et les laxatifs. On incisera dès qu'il y aura abcès. En somme, la prostatite aiguë relève de la chirurgie ordinaire. — Traitement général approprié.

c. Cowpérite, abcès péri-uréthraux

Même réflexion que ci-dessus : ces accidents, que nous citons pour être complet, relèvent plus de la chirurgie que la pathologie vénérienne.

d. PYÉLO-NÉPHRITE BLENNORRHAGIQUE ; ALBUMINURIE PAR INFECTION GÉNÉRALE

Ce sont des complications qui relèvent de la pathologie urinaire. Régime lacté, balsamiques, surveillance : obéir aux indications spéciales.

e. CYSTITE BLENNORRHAGIQUE

Cette cystite, appelée plus spécialement *cystite du col,* bien qu'elle puisse se rencontrer chez la femme, est plutôt l'apanage du sexe masculin. En réalité, c'est une infection de la partie terminale de l'urèthre, lequel revêt une symptomatologie spéciale en raison de sa conformation : c'est la blennorrhagie du sphincter vésical, affectant à la fois le bas-fond de la vessie et la région prostatique de l'urèthre. Il y a là un champ d'inflammation plus étendu que chez la femme, qui n'a ni prostate ni verumontanum ; chez cette dernière, l'urèthre mesure environ 3 centim. de longueur, 3 centim. 1/2 au maximum, et est uniforme dans toute son étendue.

La cystite du col sera traitée par le repos, le régime lacté, les bains, les applications chaudes sur le ventre et les boissons émollientes. Le salicylate de soude (2 à 4 gr. par jour), le biborate de soude (4 à 6 gr.) rendront de grands services. A la période subaiguë, reprendre les balsamiques. Ne pas oublier l'opium et ses dérivés, suivant les indications. — Localement, on se trouvera bien des lavages à l'acide borique à saturation ou à 2 0/0, mais à la période subaiguë seulement, et enfin des instillations de nitrate d'argent.

3º Blennorrhagie chronique

La *blennorrhagie chronique* ou *blennorrhée* est encore plus connue sous le nom de *goutte militaire* : cela vient sans doute de la triste spécialité qu'ont toujours eue les soldats de dédaigner ou de négliger leurs chaudes-pisses, qui passent alors à l'état chronique. La goutte militaire, cette goutte matinale interminable, qui dure des années, 15, 20 ans et plus, n'inquiète guère, en général, ceux qui en sont atteints. Il est de bon ton d'en rire et tout le monde ou peu s'en faut, à l'exception toutefois des vénéréologues, la considère comme négligeable. Un maréchal de France, célèbre par les dimensions de son képi, la fameuse *casquette*, avait coutume de dire à ses soldats d'Afrique, en parlant de la goutte militaire : « Il ne faut pas faire passer ça, c'est la santé ! » Il nous serait difficile de partager cet optimisme. Aux incrédules, nous conseillerons la lecture du livre de notre ami Jullien : *Blennorrhagie et mariage* (1). Les railleurs déconcertés y verront que cette goutte militaire, à laquelle ils ne font même pas attention, peut, dès le début du mariage, rendre la jeune épouse impotente, estropiée pour la fin de ses jours, quand son existence en danger ne se termine pas prématurément. Oui, cette goutte blanchâtre insignifiante, qu'on trouve le matin, contient

(1) Paris, 1898.

généralement des gonocoques assoupis ; et, si vous avez le réveil tendre, vous risquez d'infecter directement le col utérin, d'où métrite blennorrhagique qui épuisera la femme ou, ce qui est cent fois plus sérieux, salpingo-ovarite de même origine, pouvant entraîner des désordres graves, souvent mortels (péritonite, phlegmon et abcès du ligament large).

Ceci s'explique fort bien : les gonocoques, au repos dans un vieil urèthre tanné, restent aussi calmes qu'une graine desséchée sur un bloc de granit. Que le vent apporte un peu d'humus ou terre végétale, il suffira de deux ou trois gouttes d'eau pour que la graine se développe et le roc inaccessible verra pousser dans ses flancs une fleur ou un arbuste. De même le gonocoque : arrivant en terrain vierge — pour lui tout au moins, il secoue immédiatement sa torpeur et fonde des colonies que les moyens médicaux seuls sont presque toujours incapables de déloger ou même d'atteindre. Il faut souvent le couteau du chirurgien : avouons que cette perspective vaut bien qu'on y réfléchisse. Nous ne prétendons pas dire que les choses se passent toujours et fatalement ainsi : sans quoi ce serait une véritable hécatombe de jeunes mariées ; mais le fait se produit encore trop souvent pour que nous ne poussions pas le cri d'alarme à la suite de Jullien.

Nous avons dit que la goutte militaire était difficile à déraciner et résistait même souvent aux moyens connus : nous allons passer en revue ces divers moyens. Toutefois, nous ne pouvons nous empêcher de dire que l'affection blennorrhagique, arrivée à ce degré de chronicité, et revêtant cette allure spéciale, nous paraît sortir un peu du cadre de la vénéréologie ordinaire. En effet, dans bien des cas, les gonocoques ont disparu depuis longtemps — heureusement pour les jeunes épouses — et le suintement est entretenu par une foule de causes diathésiques ou même simplement mécaniques, qui n'ont plus rien à voir, à ce moment-là, avec l'élément vénérien. C'est donc en réalité du ressort de la pathologie urinaire et nous conseillerons vivement aux malades de s'adresser à un andrologiste. Il en existe à Paris une excellente pépinière formée par le professeur Guyon : Guiard et Jamin, que nous avons souvent l'occasion de citer, sont parmi les plus brillants.

En présence d'une blennorrhée, il est de toute nécessité de s'assurer d'abord du siège de l'uréthrite, soit dans le canal antérieur, soit dans le canal postérieur, ou dans les deux à la fois. Disons tout de suite que l'uréthrite chronique est généralement limitée à l'urèthre antérieur et que le siège de la lésion est alors dans le cul-de-sac du bulbe. Il était logique de penser aux injections.

Bien que celles-ci aient pu réussir dans des circonstances exceptionnelles, Jamin conseille de les rejeter comme étant très difficiles à exécuter convenablement par le malade lui-même. L'injection, faite sans tour de main spécial, n'arrive même pas au cul-de-sac du bulbe et est donc parfaitement inutile (1). Pour l'uréthrite postérieure, il serait même dangereux de confier l'injection au malade. Le

(1) Jamin. *Etude sur l'uréthrite chronique blennorrhagique ;* Paris, 1883.

même auteur repousse également les bougies médi-
camenteuses qui ne localisent pas suffisamment leur
action sur le siège du mal : or, les cautérisations di-
rectes sont dangereuses. Quant aux balsamiques,
leur effet sur le suintement chronique — sauf peut-
être pour le santal, et encore ! — est absolument nul.

Le meilleur procédé est sans contredit la méthode
des instillations de nitrate d'argent, telle qu'elle
a été instituée par le Prof^r Guyon. Comme elle est
décrite partout, nous serons très bref. L'appareil,
fort simple, se compose d'un explorateur en gomme
flexible, à boule olivaire, creux dans toute sa longueur et percé d'un trou filiforme; puis d'une seringue, genre Pravaz, mais trois fois plus forte, avec
une canule d'argent qu'on introduit dans la lumière
de l'explorateur. A chaque demi-tour de piston, l'appareil étant amorcé, sort une goutte de liquide. Ce
liquide est une solution de nitrate d'argent au 1/80,
généralement bien tolérée : il est rare qu'on force
cette solution. Pour l'urèthre antérieur, on laisse
tomber 5 ou 6 gouttes sans retirer immédiatement
l'explorateur dont l'olive forme bouchon et permet
de laisser la solution en place pendant le temps
voulu. Pour l'urèthre postérieur, il faut 10, 15,
20 gouttes même, car la moitié au moins se perd
dans la vessie. Les instillations sont pratiquées tous
les deux jours, et les limites extrêmes du traitement varient entre 15 jours et deux mois.

Comme traitement général, il va sans dire que
l'hygiène apparaît au premier plan. Le régime doit
être la sobriété, aussi bien pour les aliments solides
que pour les boissons, et, grosse question, *le coït
doit être absolument prohibé* pendant toute la durée

du traitement. Or, bien que les auteurs n'aiment guère à s'appesantir sur ce sujet, je dois à la vérité de déclarer que c'est ce qu'il y a de plus diffi-cile à obtenir, non pas en promesses, mais en réalité. Et, comme les malades jurent leurs grands dieux qu'ils n'ont pas succombé à la tentation, le médecin se désespère devant une blennorhée rebelle qui ré-siste à tout traitement, parce que le sujet, lui, n'a pas résisté. En effet, le mal, à cette période là, n'est pas un obstacle aux épanchements. C'est là, je le ré-pète, la principale cause de la chronicité des blen-norrhagies; et, comme cette cause persiste, il n'y a guère de bonnes raisons pour que l'effet disparaisse.

Il est bien entendu qu'on soignera, s'il y a lieu, les diathèses scrofuleuse, rhumatismale, goutteuse, tuberculeuse, etc.

Les grands lavages au permanganate (0 gr. 10 à 0 gr. 20 par litre) ou au nitrate d'argent (1/8000 à 1/1000) peuvent rendre des services. Le sublimé (5 à 10 centigrammes par litre) réussit quelque-fois dans les blennorrhées *sans gonocoques*, mais il ne faut pas perdre de vue qu'il est bien irritant (1).

N'oublions pas non plus la dilatation du canal à l'aide des cathéters Béniqué, moyen précieux qui concourt à la guérison. Rappelons-nous égale-ment que Duquaire (de Lyon) a employé avec suc-cès, pour les uréthrites à gonocoques, le *salicylate de méthyle* à 2 0/0 dans la vaseline liquide. Le malade,

(1) On pourra essayer l'eau oxygénée, étendue d'eau au $\frac{1}{8}$ en injections, deux fois par jour: le Dr Schall, de Chambéry, aurait obtenu des guérisons en une semaine.

couché sur le dos, garde le liquide huileux pendant un quart d'heure dans son canal. Les émanations du salicylate de méthyle sont toxiques pour les gonocoques.

Pour les grands lavages de la totalité de l'urèthre, le manuel opératoire est le même ; toutefois il est préférable que le malade soit allongé. On se sert alors de l'embout ordinaire, sans encoche, et l'on attend que le liquide, par sa simple pression, ait forcé le sphincter vésical et ait pénétré dans la vessie : le malade urine et le lavage est reproduit, mais cette fois d'arrrière en avant. Ne jamais introduire de liquide froid dans la vessie : celui ci doit être tiède. Les taches brunâtres, occasionnées par le permanganate de potasse, sont très facilement enlevées par la solution saturée de bisulfite de soude ou le jus de citron.

B. BLENNORRHAGIE CHEZ LA FEMME

1° Blennorrhagie aiguë

Si la blennorrhagie de l'homme est toujours, au début, limitée à l'urèthre, il n'en est pas de même pour la femme, chez qui les canaux sont multiples. Tous peuvent être atteints en même temps par l'inflammation blennorrhagique et les plus petits sont les plus sûrs repaires du gonocoque. Nous les étudierons l'un après l'autre, par ordre de fréquence dans la contamination. En première ligne vient l'*urèthre*, puis la vulve, avec les canaux excréteurs des glandes, de Bartholin et autres, le *vagin* et l'*utérus*. Nous dirons un mot en passant des salpingo-ovarites, qui relèvent de la gynécologie proprement dite et nous ne ferons que signaler les péritonites qui, elles, sortent tout à fait du domaine de la vénéréologie.

a. Uréthrite aigue féminine

Deux cas peuvent se présenter. Dans le premier, la femme arrive chez vous avec une uréthrite tellement intense que vous n'avez pas besoin d'aller à la recherche de la goutte purulente révélatrice : elle est là sous vos yeux, baignant l'orifice uréthral et tout le vestibule. Si vous introduisez la première phalange de l'index dans le vagin et que vous pressiez un peu de bas en haut, c'est un flot de pus verdâtre et crémeux que vous voyez sourdre. Ordinairement la vulve est d'un rouge feu et douloureuse au toucher, mais ce n'est pas obligatoire ; et, chose plus étonnante, avec une vulve baignant dans le pus virulent, le vagin peut être absolument indemne.

Dans ces cas franchement inflammatoires, il sera bon, avant d'avoir recours aux solutions astringentes ou caustiques, portées directement dans l'urèthre, de prescrire les grands bains d'amidon tous les deux jours pendant une ou deux semaines, selon les cas ; les lavages tièdes et fréquents avec la solution boriquée, et les tisanes adoucissantes et diurétiques. La poudre des voyageurs vous rendra là des services, tout comme chez l'homme.

Dans le second cas, la rougeur est nulle ou à peine perceptible, la goutte purulente n'est pas visible au dehors ou se confond avec les sécrétions de voisinage et il faut la chercher pour la trouver. Dans les cas moyens, on la fait sourdre à la première tentative d'exploration ; d'autres fois, il faut plusieurs essais, car elle est réduite au minimum. Avoir bien soin d'essuyer la vulve, au préalable, avec un linge sec, pour éviter toute cause d'erreur. Ces uréthrites torpides sont plus fréquentes qu'on ne croit, et, comme les femmes n'ont, le plus souvent, éprouvé aucune douleur à la miction, ou à peine une cuisson légère qui ne les a point inquiétées, elles sont de bonne foi lorsqu'elles jurent leurs grands dieux qu'elles sont saines. Aussi les voit-on se présenter hardiment à la visite avec la victime qu'elles se promettent de confondre (ou bien seules et indignées et réclamant un certificat dans le même but). Combien déconfites, lorsque vous leur déclarez qu'elles doivent commencer par se soigner! Certaines se résignent, mais la plupart ne désarment pas, se drapent dans leur superbe et font une sortie de reine offensée; la victime leur emboîte le pas. Régulièrement, le couple n'est pas encore arrivé au bas de l'escalier que le médecin est traité d'âne bâté, et, 9 fois sur 10, la victime fait des excuses : si c'est un esprit fort, plutôt incrédule, il exige une pérégrination chez le spécialiste à la mode, où le diagnostic est confirmé. Néanmoins, on ne vous pardonne pas d'avoir vu clair. Dans certains cas où la coupable a des doutes sur sa santé — non pas qu'elle ait taché sa chemise, car l'écoulement n'est pas suffisant pour cela, mais en raison de la multiplicité des plaintes, elle paie d'aplomb et se présente très carrément au contrôle avec le secret espoir qu'un médecin quelconque, un *petit médecin*, comme elles disent, n'y verra que du feu, le grand chef étant le seul, dans son idée, auquel on ne puisse rien dissimuler.

Là, avec des tisanes, vous perdriez votre temps, car la maladie se trouve dans la phase subaiguë, celle que la méthode antiphlogistique, dans le premier cas, nous a permis d'atteindre. Le traitement sera donc le même. Il est général et local. A la rigueur, le traitement local peut suffire — et nous avons guéri le plus grand nombre des uréthrites féminines par ce seul moyen — mais il semble que l'emploi des balsamiques active un peu la guérison ; en outre, ils luttent avantageusement contre les pérégrinations du gonocoque dans les séreuses, les métastases articulaires et cardiaques. Le santal, le copahu, le cubèbe, l'opiat composé, sont les meilleurs agents.

Pour le traitement local, nous avons fait construire un petit instrument très portatif qui ne tient pas plus de place qu'un crayon ordinaire de calepin. Nous inspirant de la tige de cuivre rouge fichée dans une longue tige d'ébène, dont se sert M. Jullien pour son service de Saint-Lazarre, nous avons fait exécuter un manche creux, métallique, de 10 centimètres de longueur, qui sert d'étui : la tige de cuivre rouge, rayée en diagonale, a deux pas de vis à la grosse extrémité, et peut à volonté être ajustée sur ce manche ou être retournée et vissée dans l'intérieur. Une mince couche d'ouate hydrophile est enroulée autour de la tige que l'on trempe dans un liquide astringent. Le médicament le plus généralement employé est l'ichthyol mêlé à la glycérine, parties égales. On introduit la tige, imprégnée du médicament, dans toute la profondeur de l'urèthre (3 à 4 centimètres), et on la retire. Selon l'intensité de l'inflammation, l'application au début est plus ou moins douloureuse. En général, à la quatrième application, la malade ne sent plus rien : fort souvent elle n'a rien senti dès le début.

Ce traitement n'est pas rapide : il peut durer un, deux ou trois mois; et, ce qu'il y a de plus remarquable, c'est que l'écoulement, au lieu de diminuer progressivement, cesse parfois tout d'un coup, au moment où l'on commençait à désespérer. Pour activer la cicatrisation, on pourra remplacer utilement, de temps en temps, l'ichthyol par une solution de nitrate d'argent au 1/10. Les applications d'ichthyol, se font généralement tous les deux jours; il serait préférable qu'elles fussent quotidiennes.

Il semblerait *a priori* que ce traitement, applicable seulement chez la femme, fût l'idéal et qu'on dût obtenir la destruction des gonocoques et la réparation de la muqueuse en deux ou trois semaines. Ce serait peut-être possible si l'urèthre féminin ne comprenait pas, lui aussi, une quantité de glandes avec utricules s'ouvrant dans le canal uréthral, et ce sont ces utricules qui servent de repaires aux gonocoques. Ce qui le démontre, c'est que, après avoir prié la femme d'uriner séance tenante, pour être sûr que le canal est absolument lavé, on peut encore, par la pression avec le doigt introduit dans le vagin, faire sourdre une goutte parfois fort grosse de pus verdâtre. Ce sont certainement des culs-de-sac glandulaires que vous videz par cette pression. Votre tige imprégnée d'ichthyol ou de nitrate d'argent finit par les atteindre si vous avez soin de la laisser en place pendant plusieurs secondes, en appuyant dans tous les sens et tournant et retournant la tige dans l'urèthre. Cette petite manœuvre ne vous attirera pas toujours les félicitations de vos malades, surtout si elles sont peu endurantes — et il y en a quelques-unes comme cela, — mais vous arriverez le plus souvent à les guérir, ce qui est l'essentiel. Nous ne parlons, bien entendu, que de l'uréthrite aiguë : quant à l'état chronique installé depuis des mois ou des années, c'est une autre affaire : aussi lui consacrerons-nous un paragraphe spécial.

b. Cystite blennorrhagique vraie

Très rare chez la femme. Il ne faudrait pas confondre avec la cystite du col, laquelle n'est qu'une uréthrite postérieure nullement analogue à la cystite du col de l'homme, maladie toute spéciale en raison de l'anatomie de la région prostatique. On se bornera aux antiphlogistiques en y ajoutant, si l'on veut, 2 gr. de salol par jour, pris à l'intérieur.

c. Vulvite aiguë

Bien que la vulvite aiguë puisse exister seule, elle s'accompagne généralement, par ordre de fréquence, d'uréthrite, de bartholinite et de vaginite. Mais si l'inflammation des glandes de Bartholin et de l'urèthre est presque fatale dans la vulvite aiguë — laquelle est relativement rare, le vagin, en raison de la résistance de son épithélium, est loin de participer dans tous les cas à cette poussée inflammatoire. Le seul traitement consiste en bains d'amidon prolongés, en lotions émollientes et en applications *permanentes* de cataplasmes de farine de lin. Le repos au lit est presque indispensable, surtout si le vagin est également pris. Quand l'inflammation sera un peu calmée, on commencera les lavages à l'eau boriquée tiède, puis avec la solution de permanganate de potasse (0 gr. 25 à 0 gr. 50 p. 1000). Tous les trois jours, légère cautérisation avec la solution de nitrate d'argent au 1/30, puis au 1/20 et enfin au 1/10.

d. Vaginite aiguë

C'est le plus souvent une vulvo-vaginite. Au traitement précité on adjoindra, dès que l'intromission possible, les injections d'eau de guimauve laudanisée (XX gttes), les petits sachets de farine de lin et, sur le déclin, les badigeonnages avec la solution de nitrate d'argent, comme précédemment. Aussitôt que possible, introduire tous les jours un tampon d'ouate, excellent isolateur des parois vaginales, précédé ou non d'ovules à la glycérine solidifiée. Injections, matin et soir, au permanganate de potasse (0 gr. 50 pour un litre d'eau, ou bien avec la poudre suivante :

♃. Poudre d'alun.......	100 gr.
Acide tannique.........................,,...,..	10 —

M. S. A. — Une cuillerée à café pour chaque injection.

On pourra même alterner. A l'état subaigu, quelques badigeonnages du vagin avec un pinceau trempé dans une solution de nitrate d'argent au 1/10, seront excellents. Tous les ovules au traumatol, à l'ichthyol, etc., sont bons comme antiseptiques, mais surtout comme isolateurs. Grands bains d'amidon tous les deux jours.

Inutile de recommander la continence à vos malades dans les quinze premiers jours : elles l'observeront d'elles-mêmes ; ce sera déjà beau si vous pouvez introduire le moindre médicament sans provoquer de véhémentes protestations.

e. Bartholinite aiguë

La bartholinite aiguë fait le plus souvent partie du cortège des symptômes de la vulvite et relève du même traitement. Nous n'aurons à nous en occuper que comme affection chronique : alors un traitement spécial lui est applicable.

f. Métrite blennorrhagique aiguë

Complication rarissime, la métrite aiguë d'origine blennorrhagique fait presque toujours partie — quand elle existe — de l'ensemble d'accidents classés sous la rubrique « vulvo-vaginite aiguë » et, à cette période, relève du même traitement émollient et antiphlogistique (bains avec spéculum grillagé et injections chaudes). — L'état subaigu, insidieux ou même chronique est la règle : mais il est rare aussi, relativement ; nous en reparlerons bientôt.

g. Salpingo-ovarite blennorrhagique aigue

Cette complication fort grave est la résultante presque obligatoire d'une endométrite blennorrhagique généralisée, heureusement rare elle-même, comme nous l'avons dit. Ces cas fâcheux relèvent de la pathologie générale. Le traitement est celui de la métrite, et ce n'est qu'à la dernière extrémité qu'on aura recours au couteau du chirurgien. Verchère, dans son excellent ouvrage (1), s'est élevé avec raison contre les déplorables tendances actuelles, cette rage à la mode qu'on a nommée à juste titre le *prurigo secandi*. Les révulsifs, les laxatifs et le repos suffiront dans la plupart des cas. S'il y a du pus dans les trompes et qu'il soit collecté, on devra lui donner issue par des ponctions; il sera toujours temps d'en venir à la laparotomie ou à l'extirpation des annexes par la voie vaginale. Surveillez les culs-de-sac et ouvrez au besoin.

h. Péritonite blennorrhagique aigue

C'est une propagation de l'inflammation de la trompe. De même qu'autrefois, alors qu'elle s'appelait *périmétrite, pelvi-péritonite*, elle débute d'une façon foudroyante. C'est une affection grave, non pas seulement parce qu'on connaît des cas mortels, mais en raison des complications (douleurs, adhérences

(1) Verchère. *La blennorrhagie chez la femme* ; Paris, 1894. Tome II, page 100.

vicieuses, etc.) qu'elle peut entraîner. Le premier traitement doit être de la prévenir en soignant l'utérus malade par les injections chaudes à 45° ou 50°, ou en pratiquant le curettage, c'est-à-dire en supprimant la cause d'infection (Verchère).

2° Complications de la blennorrhagie aiguë chez la femme

a. LYMPHANGITE VULVAIRE

Peu fréquente, cette complication de la vulvite se rencontre d'ordinaire chez les femmes malpropres ; ces malheureuses, à l'esprit plus obtus encore que paradoxal, ont d'autant plus horreur de l'eau que cet agent hygiénique par excellence leur est plus utile. Elles ont entendu dire et répéter, dès leur plus tendre enfance, qu'il était « immodeste » de toucher à ses organes intimes, fût-ce même en les nettoyant : elles en arrivent, n'ayant pas compris, à considérer la moindre ablution comme un péché mortel. Mais Dame Nature, qui les guette, finit par leur faire accepter d'autres contacts, souvent microbiens ; toutefois, comme ces derniers viennent d'autrui, le principe est sauvé : elles ne se sont pas touchées !

Des bains, des compresses résolutives, le repos surtout, suffiront, d'après Verchère, pour avoir raison de ces phénomènes fâcheux.

b. Phlegmon du ligament large

C'est encore une lymphangite, péri-utérine cette fois, qui entraîne l'adéno-phlegmon du ligament large (Lucas-Championnière). C'est rare, du fait de la blennorrhagie seule ; ses symptômes ne diffèrent pas beaucoup de ceux du phlegmon du ligament large ordinaire, dont tous les traités de pathologie donnent la symptomatologie et le traitement. La conduite du chirurgien est d'attendre la collection du pus et d'aller à sa rencontre par le plus court chemin. Evacuez le foyer, lavez et drainez, en vous gardant bien d'ouvrir le ventre et d'extirper l'utérus et ses annexes par la voie vaginale (Verchère). Respectons les ventres dans la mesure du possible.

3° Blennorrhagie chronique de la femme

a. Uréthrite chronique ou blennorrhée

Toute méthrite passe par la période subaiguë, soit d'emblée, ce qui est loin d'être rare chez la femme, soit consécutivement à la période aiguë, soignée ou non. Alors ou bien elle guérit définitivement sous l'influence du traitement, ce qui est la règle, ou bien elle passe à l'état chronique, si les soins ont été nuls ou insuffisants. Les douleurs à la miction — s'il y en a eu — ayant à tout jamais disparu, et l'écoulement étant tellement minime qu'il faut le chercher et savoir le découvrir, les malades, soit par insouciance, soit par entêtement, se refusent à tout régime et reprennent le cours de leur existence le plus souvent vagabonde (1).

Tout va bien tant qu'elles ont la précaution d'uriner et de faire une toilette minutieuse avant les rapprochements prémédités et convenus : les chances de contagion sont alors bien minimes. Mais il faut compter avec l'imprévu, le hasard des rencontres et les circonstances dans lesquelles une simple conversation peut être suivie de gestes, sans qu'on ait un cabinet de toilette à sa disposition ou même le moindre ustensile pouvant permettre une ablution. Une goutte malencontreuse, issue de l'urèthre, a pu s'épanouir sur le vestibule, puis, en vertu des lois de la pesanteur et de la capillarité, fuser vers les parties déclives et notamment vers l'orée du vagin où diverses sécrétions la diluent et l'étalent. Un essaim de gonocoques est donc là, tout prêt à coloniser dans le premier méat imprudent qui se présentera à sa portée : or, il n'est guère possible de franchir l'anneau vulvaire — même le plus dilaté — sans un contact préalable, si rapide soit-il. Et comme, dans la pratique courante, le gland cherche toujours plus ou moins sa voie, la fosse naviculaire a déjà recueilli tous les gonocoques disponibles avant que

(1) La blennorrhée, presque endémique chez les professionnelles, est encore très fréquente chez les femmes qui, sans faire de leur sexe un gagne-pain, sont néanmoins assez accueillantes et aiment le changement. En examinant, quand c'était possible, l'urèthre de celles qui se présentaient à ma consultation pour différentes affections, j'ai trouvé la goutte purulente dans des proportions fantastiques ; comme les malades ne s'en doutaient pas et ne ressentaient rien, il fallait en général beaucoup de diplomatie pour leur faire accepter un traitement.

l'organe viril ait seulement dépassé les caroncules myrtiformes.

Il faut savoir, en outre, qu'à certaines époques, celles de la menstruation, par exemple, il y a une poussée congestive générale à laquelle participe l'urèthre malade. Il en résulte une suppuration plus abondante et une surproduction de gonocoques : les victimes sont forcément plus nombreuses pendant cette période. Elles peuvent même n'être contagionnées qu'à ce moment-là, l'écoulement étant presque toujours insignifiant en temps ordinaire. D'où la légende — précieuse pour le sexe faible — de la chaude-pisse contractée avec une femme *qui a ses affaires*, et de ce fait seul. Or, c'est absolument faux ; jamais les règles n'ont engendré la vraie blennorrhagie qui ne peut s'improviser de toutes pièces, sans microbe. La plus belle fille du monde, dit le proverbe, ne peut donner que ce qu'elle a ; elle peut très bien ne pas le donner, mais, ce qu'il y a de certain, c'est qu'elle ne donnera jamais ce qu'elle n'a pas. La fameuse boutade de Ricord, intitulée : *Recette pour attraper la chaude-pisse*, n'aurait plus le sens commun aujourd'hui, après la découverte du gonocoque de Neisser.

La conclusion est qu'on ne prend la chaude-pisse — je ne parle pas de l'uréthrite simple — que là où il y a un foyer de contagion, existant depuis quelque temps ou transporté accidentellement, car la femme n'a même pas besoin d'être infectée personnellement pour transmettre le contage. En effet, la malechance peut faire succéder à court intervalle, dans les bonnes grâces d'une jeune personne trop accueillante, un pauvre garçon très sain à un monsieur indélicat, porteur d'un écoulement blennorrhagique et que cette circonstance n'a pas arrêté dans ses épanchements. Une toilette sommaire a été insuffisante pour nettoyer complètement les culs-de-sac où quelques colonies gonococciques sont restées à la disposition du suivant qui va les recueillir sans s'en douter. C'est la contagion *médiate*, que tous les auteurs ont signalée. Alors, après cette deuxième conversation, la jeune personne estime généralement qu'une ablution complète s'impose : l'injecteur fonctionne et tout est entraîné sans qu'elle-même ait eu le temps d'être contagionnée. On connaît la résistance de l'épithélium vaginal. La muqueuse du méat masculin étant beaucoup plus fragile, le n° 2 aura, après le délai habituel, sa chaude-pisse classique et ne manquera pas d'en accuser la nymphe qui lui ouvrit les portes du temple de Cypris. Celle-ci sera de bonne foi en se déclarant indemne et, de fait, l'examen médical le plus minutieux ne pourra rien révéler.

L'uréthrite chronique de la femme peut, surtout si elle est ancienne, devenir proliférante et faire naître de petites fongosités ou même des végétations véritables qui garnissent parfois tout le canal uréthral. Elles disparaissent en général sous l'influence du traitement local qui consiste, comme nous l'avons déjà dit, dans l'introduction de tiges ouatées, trempées dans l'ichthyol ou la solution de nitrate d'argent au 1/10. Si elles persistent, on aura recours aux caustiques (acide phénique, par exemple) dont nous parlerons plus loin : elles sont très saignantes et donnent quelquefois lieu à de véritables hémorrhagies. Il sera bon, pour la blennorrhée féminine, d'adminis-

trer l'opiat copahivique ou le santal à l'intérieur ;
localement, Verchère se trouve très bien de la solution tiède au 1/1000, sans alcool. En somme, c'est le
traitement de l'uréthrite subaiguë, mais continué
plus longtemps, plus vigoureusement et avec plus
de patience. Je dis « patience » à cause des glandules
qui sont les dernières retraites du gonocoque et siè-
gent à l'entrée du méat : cette localisation a même
reçu le nom spécial de *prœuréthrite blennorrhagique*.

b. Prœuréthrite blennorrhagique

Si les cautérisations de l'urèthre n'ont pas suffi à
les faire disparaître, on emploiera le nitrate d'argent,
le chlorure de zinc et au besoin le galvano-cautère
comme pour les autres glandes de la vulve, dont
nous allons nous occuper.

c. Vulvite glandulaire

A vrai dire, la vulvite chronique n'existe pour
ainsi dire pas, car la muqueuse de la vulve reprend
toujours sa coloration normale, et ce n'est qu'au
pourtour des orifices des follicules et des glandes,
notamment de celles de Bartholin, qu'on peut voir
de petits cercles d'un rouge vif, lorsque ces glandes et glandules sont atteints chroniquement, ce
qui n'arrive jamais pour la muqueuse vulvaire
seule, les glandes restant indemnes.

Si l'on presse, on fait sourdre, des orifices glandulaires, une gouttelette de pus blanc, jaune ou jaune

verdâtre, variant depuis le volume d'un quart de tête d'épingle jusqu'à celui d'un pois. Dans certains cas de bartholinites, c'est presque un flot de pus : l'examen microscopique y fait reconnaître tous les diplocoques qu'on peut désirer. La vulvite chronique, bien que simple folliculite en réalité, ne guérit jamais spontanément, et Dieu sait la patience et la persévérance qu'il faut pour arriver à tarir ces sources de gonocoques. C'est un vrai travail de bijoutier. Verchère y renonce. Il fait quelques lavages au sublimé à l'aide de la seringue d'Anel et, au bout de quelques jours, il procède à la destruction des follicules à l'aide du galvano-cautère, d'après la méthode de Martineau (1). C'est radical et surtout très rapide.

Ce moyen est excellent et c'est souvent la suprême ressource ; mais il n'est pratique qu'à l'hôpital ou dans le cabinet d'un spécialiste bien installé. On ne se promène pas très facilement avec une batterie électrique dans sa poche, surtout quand l'appareil comprend des vases au bichromate de potasse, des commutateurs à pédale pour établir la communication avec le pied, etc., ce qui suppose un certain volume et un poids respectable. Force est donc au praticien de recourir le plus ordinairement aux caustiques, le nitrate d'argent et le chlorure de zinc. Nous nous servons d'une seringue de Pravaz ordinaire, mais après avoir eu soin de supprimer à la lime la pointe de l'aiguille afin de rendre mousse son extrémité. Remplissant notre seringue au quart avec une solution saturée de chlorure de zinc, nous

(1) M. Balzer (*Loc. cit.*) préconise également cette thérapeutique.

pénétrons dans le canal de chaque glandule et nous
injectons une demi-goutte ou une goutte de la solution. Ce procédé nous donne en général d'assez bons
résultats ; mais, nous le répétons, il faut être persé-
vérant, patient surtout, et minutieux.

Verchère propose aussi l'excision de chaque folli-
cule au bistouri ou aux ciseaux. Passe encore pour
l'hôpital, à condition de ne pas prévenir, mais nous
doutons fort que ce genre de sculpture ait beaucoup
de succès dans une certaine clientèle: pour notre part
nous préférons le galvano-cautère dans les cas désespérants.

d. Bartholinite chronique

Bien que les bartholins fassent partie du système
glandulaire de la vulve dont nous venons de nous
occuper, il faut cependant leur consacrer un paragraphe spécial en raison de leur volume et de leur
structure. Comme ce sont des glandes en grappe,
elles ont plusieurs canaux excréteurs aboutissant
à un canal principal et tous ces conduits sont enflam-
més chroniquement, laissant sourdre, par la pression, un pus gonococcique plus ou moins abondant.
Verchère est très carré : il déclare que, seule *l'ablation totale du trajet et de la glande* peut faire obtenir
une guérison prompte et définitive. Mon excellent
confrère et ami Verchère me permettra de lui objecter
que, si les spécialistes devaient opérer toutes les
bartholinites chroniques, souvent doubles, qui leur
passent par les mains, ils n'auraient guère plus le
temps de faire autre chose, en admettant qu'on les

y autorisât. En effet, il faut que la femme ait des abcès à répétition, des fistules incommodantes, qu'elle soit lasse, en un mot, de ses déboires sexuels, pour qu'elle se résolve à cette véritable opération. Car c'en est une, longue et laborieuse ; elle entraîne en outre plus de huit jours de lit et de pansements. Je me souviens d'un cas de ce genre où la dissection de la glande et la ligature des vaisseaux nous ont demandé plus de deux heures, et nous étions deux à la besogne.

C'est une ultime ressource qui ne peut entrer dans la pratique courante : d'ailleurs on n'aurait pas souvent la permission d'y recourir. Aussi employons-nous le même procédé que pour les autres glandes vulvaires : injections de caustiques avec la seringue de Pravaz. Évidemment c'est difficile, très minutieux et cela demande un certain tour de main ; mais le quantum des résultats heureux est encore assez appréciable pour qu'on laisse dormir le bistouri jusqu'au jour où, bien qu'à regret, on est forcé de s'en servir.

Cordier (de Lyon) vient de préconiser les injections d'alcool salicylé à saturation : les résultats paraissent encourageants. Nous ne pouvons mieux faire que de lui laisser la parole : « Après avoir saisi, entre le pouce et l'index gauche, la grande lèvre, près de la fourchette, et immobilisé ainsi sous le doigt, la glande, on injecte dans son épaisseur un demi-centimètre cube de solution alcoolique à saturation d'acide salicylique. La douleur est vive mais passagère, et la tuméfaction produite disparaît en 5 ou 6 jours. La sécrétion cesse et la guérison est complète. Bien rarement on est contraint à faire une seconde injection ». Nous serions assez d'avis, une fois l'aiguille introduite, d'injecter quelques gouttes de cocaïne avant la solution salicylique.

c. Vaginite blennorrhagique chronique

De même que toutes les autres manifestations de la blennorrhagie chez la femme (uréthrite, vulvite glandulaire, métrite), la vaginite peut être chronique d'emblée : dans ces cas-là, elle est prise à la source même de ces gouttes militaires intarissables qui courent le monde (1). L'amant (ou le mari) ne s'en inquiète plus ; la femme, si elle est contagionnée chroniquement, ne s'en aperçoit le plus souvent pas ou n'y prend pas garde, de sorte que cet état de choses peut durer fort longtemps. Vous rencontrez ainsi nombre de couples, aux blennorrhagies torpides ou chroniques d'emblée, qui échangent continuellement leurs microbes sans paraître autrement incommodés et qui ne sont dangereux que pour leurs voisins. J'ai soigné un certain nombre de « potaches » à leurs débuts sexuels — terrain excellent pour le gonocoque — qui ont expié ainsi, à leur grande surprise, le braconnage sur des terres réservées, non pas seulement par l'union libre, mais bel et bien par de justes noces. Vous connaissez tous l'exclamation classique du néophyte : « Mais, docteur, c'est impossible, c'est une femme mariée ! » La belle raison, candides jeunes gens !

(1) Cf Jullien. *Blennorragie et mariage* ; Paris, 1898.

J'ai soigné, au temps jadis, une jeune danseuse qui venait de terminer, selon ses propres expressions, un « collage » de sept ans. Depuis le début de cette union libre, elle avait quelques pertes verdâtres, dont elle ne s'était pas autrement inquiétée. Toutefois, à la veille de « rentrer dans le mouvement », elle s'était décidée à se faire débarrasser de cette sécrétion anormale, « incommodante et peu décorative » ; mais c'était là le seul motif de sa démarche. Aussi l'ai je complètement ahurie en lui déclarant qu'elle avait : 1° une vaginite assez prononcée et datant vraisemblablement du début de sa vie rangée ; 2° une vulvite glandulaire avec bartholinite double ; 3° une uréthrite superbe avec prœuréthrite non moins remarquable, le tout à l'état chronique et de nature incontestablement blennorrhagique. C'était assez complet. Or, en alternant les tiges d'ichthyol et de solution de nitrate d'argent, j'eus raison de l'uréthrite en six semaines ; un mois plus tard, les glandes prœuréthrales, à la goutte verdâtre, se tarissaient à leur tour, sans que j'eusse modifié le traitement. — Elle prenait en même temps du santal à l'intérieur.

La vaginite guérit en trois mois. Les glandes vulvaires qui, toutes, laissaient sourdre une belle goutte purulente, ont séché les unes après les autres : j'avais fait trois fois des instillations de solution saturée de chlorure de zinc, et de fréquents badigeonnages de la vulve avec la solution argentique au 1/10. Seule la glande vulvo-vaginale droite avait résisté, mais la goutte purulente se réduisit bientôt à un quart de tête d'épingle et j'en eus définitivement raison au bout de quatre mois, à dater du début du traitement

Voilà qui prouve surabondamment qu'une femme peut garder pendant des années, des foyers de gonocoques sans même s'en douter. Bien en a pris à ma cliente de demander une inspection médicale avant de redescendre dans l'arène galante. Ses nouveaux amis n'ont jamais soupçonné le service que je leur ai rendu.

Nous passons sur la symptomatologie de la vaginite chronique que les traités spéciaux décrivent tous et nous abordons immédiatement le traitement qui doit seul nous occuper ici, et nous ajouterons que c'est bien suffisant.

Il est bien entendu que toutes les autres localisations blennorrhagiques qui accompagnent d'ordinaire la vaginite (uréthrite, vulvite, etc.) seront soignées : il est de toute nécessité de tarir ces sources constantes de réinoculation, sans quoi ce serait un jeu sans fin. En ce qui concerne la vaginite elle-même, la triple indication est de laver, d'aseptiser et d'isoler les surfaces atteintes : d'où grands bains, injections antiseptiques et tampons d'ouate.

Les injections seront faites deux fois par jour, sauf le soir des jours de tamponnement, le tampon devant rester 24 heures en place. Nous nous trouvons très bien de la solution de permanganate de potasse au 1/2000 et de la poudre d'alun et de tannin dont nous avons déjà parlé. Verchère a une prédilection marquée pour la solution *aqueuse* de sublimé au 1/1000 : il est certain que cet agent est également efficace. On retirera aussi de bons effets des injections aux lysol, coaltar, créoline, résorcine, sulfate de zinc (10 p. 1000), etc.

De grands bains d'amidon seront donnés tous les

deux ou trois jours, et la malade introduira, pendant la durée du bain (40 minutes), un spéculum grillagé pour permettre le *bain du vagin*. Tous les deux jours, selon l'intensité et l'étendue de l'inflammation, on placera dans la cavité vaginale, soit un peu de poudre d'alun et tannin, soit un ovule à l'ichthyol, au traumatol, etc., ou à la glycérine solidifiée, tout simplement, suivi d'un *long* tampon d'ouate hydrophile ordinaire (1). Nous disons « long tampon » pour que le vagin puisse être presque entièrement rempli, la muqueuse bien déplissée et le contact des parois vaginales entre elles absolument évité. Le lendemain matin, la malade tire sur la ficelle pour enlever le tampon et prend aussitôt une injection.

A l'hôpital, le chirurgien peut faire le tamponnement sans ficelle, car il retirera lui-même avec une pince, le jour suivant, l'ouate dont il aura rempli le vagin. Ce sera un bon moyen pour s'assurer que le pansement a été gardé ; mais, en ville, il n'en va plus de même, car vous n'assistez pas toujours au petit lever des malades de la consultation. Dans un autre ordre d'idées, nous repousserons l'ouate iodoformée, à peine possible à l'hôpital où son parfum empoisonne les salles de malades et imprègne les vêtements du chirurgien ; celui-ci laisse en ville, partout où il passe, une traînée odorante du plus fâcheux effet. Nous connaissons nombre de chirurgiens, tout aussi convaincus que nous des propriétés

---

(1) Avoir bien soin de recommander aux malades de se garnir, comme au moment des règles, car, dès que le tampon est traversé par la glycérine fondue et les liquides qu'elle entraîne, c'est quelquefois une véritable inondation.

antiseptiques de l'iodoforme, qui ont dû renoncer définitivement à ce médicament révélateur, en raison des bénédictions des malades et de leur entourage.

De temps en temps, si les granulations de la muqueuse vaginale sont trop vives ou que la réparation épithéliale tarde à se faire, on activera cette réfection par des cautérisations avec la solution de nitrate d'argent au 1/30, puis au 1/20, largement appliquées.

ſ. Métrite chronique a gonocoques

Avant toute intervention, s'assurer que l'utérus n'est pas gravide, la grossesse interdisant toute manœuvre de ce côté.

Au début, lorsqu'il n'y a qu'une lésion superficielle du col, quelques applications de tampons antiseptiques peuvent suffire ; mais, lorsque la muqueuse cervicale, avec ses glandes, est entièrement envahie, le vénéréologue perd ses droits et le chirurgien entre en scène. Du moment où le pinceau de coton imbibé de solution de sublimé au 1/1000 ou de permanganate de potasse à 2 0/0 n'est plus efficace, que la tige à l'ichthyol ne donne aucun résultat — mais elle en donne souvent — il faut passer la main. Le chirurgien pratique le curettage dans l'endométrite fongueuse du corps, et réséque la muqueuse du col, d'après la méthode de Schrœder. Verchère est très catégorique sur ce point. Le chloruré de zinc au 1/10 et le crayon de nitrate d'argent

peuvent rendre de signalés services, mais il faut se
méfier des atrésies consécutives.

C. LOCALISATIONS ET COMPLICATIONS DE LA BLENNORRHAGIE COMMUNES AUX DEUX SEXES.

1° Blennorrhagie extra-génitale

a. BLENNORRHAGIE ANO-RECTALE

Peu fréquente en réalité; on la rencontre plus
souvent chez la femme, car avec elle, les habitudes
de pédérastie passive — nous parlons surtout des
prostituées — sont plus courantes qu'avec le sexe
masculin. En outre, la proximité de la vulve, en dehors de toute contamination directe, rend, par la
disposition même des organes, la propagation plus
facile que chez l'homme ; en effet, le liquide issu de
la vulve peut très bien gagner l'anus de lui-même
sans que le doigt l'y porte accidentellement.

Le plus souvent, l'anus seul est pris, la rectite
blennorrhagique, qu'on a même niée, étant rarissime. De fréquents lavages avec une solution antiseptique pourraient suffire à la rigueur, sans oublier les bains. On fera des pansements secs avec de la
poudre de tannin ou d'oxyde de zinc, et, selon les
cas, on introduira dans l'anus des mèches enduites
de pommade boriquée, cocaïnée au 1/30, pour atténuer la douleur quelquefois vive. Les lavages au
permanganate de potasse et avec la solution de nitrate au 1/100 retrouvent aussi leurs droits.

b. Conjonctivite blennorrhagique

Autrement fréquente est la blennorrhagie oculaire, plus connue sous le nom d'*ophtalmie purulente*, autrement grave aussi. Relativement rare chez la femme qui ne touche guère à ses organes intimes qu'au moment des ablutions — et les doigts se trouvent lavés par cela même — elle est commune chez l'homme qui ne cesse pour ainsi dire d'avoir sa verge en main dès qu'il est atteint de blennorrhagie. D'abord il urine plus fréquemment, et, en dehors de cela, il trouve toujours un prétexte, au début, pour contempler son écoulement, espérant toujours le voir diminuer ; mais ce désir fort légitime est loin d'être atteint à la période inflammatoire, la plus dangereuse. Or, il suffit d'un moment de distraction pour oublier de laver ses doigts et porter à ses yeux le terrible contage. Dans certains cas malheureux, la perte de la vue en a été la conséquence.

Chez le nouveau-né, la contagion s'opère directement, au moment du passage de la tête à la vulve, d'où la nécessité de soigner activement, pendant la grossesse, les femmes atteintes de vulvite blennorgique.

Le premier soin, en raison de la gravité de cette affection, est de prévenir tout adulte atteint de blennorrhagie qu'il est exposé à perdre la vue s'il se frotte l'œil avec les doigts pendant le cours de sa chaude-pisse. D'une façon générale, il ne faut jamais que la pulpe des doigts touche l'œil, car on ignore toujours ce qu'elle est capable d'y introduire.

Si la conjonctivite est un fait accompli, il faut agir vite et vigoureusement. On fait des lavages presque continus, à faible pression, avec une solution tiède au sublimé (sans alcool) à 1/10000, 1/3000 ou 1/2000, selon les cas. Terson recommande les lavages au permanganate de potasse allant progressivement de 1/1000 à 1/500. Deux fois par jour, tant que dure la supuration, on cautérise après lavage, les conjonctives (bien asséchées) avec un pinceau trempé dans une solution de nitrate d'argent à 2 ou 3 0/0. Un lavage à l'eau salée neutralise l'excès de nitrate. Quand il existe un chemosis volumineux, on pratique en outre des scarifications horizontales de la conjonctive. Lorsque la supuration est terminée, on se contente de lavages à l'eau boriquée et d'un collyre au sulfate de zinc à 0 gr. 10 0/0. Après chaque cautérisation et lavage, l'œil est recouvert de compresses imbibées d'eau glacée. Tels sont, très résumés, les différents moyens de soigner l'ophtalmie purulente, décrite dans tous les traités classiques.

c. Blennorrhagie buccale, nasale, auriculaire

Ce sont des curiosités scientifiques, comme dit Verchère, et nous ne les citons que pour être complet. Les lavages avec une solution de sublimé de 0 gr. 10 à 0 gr. 15 pour 1000, seront généralement suffisants.

2° Complications

a. COMPLICATIONS LOCALES

Adénite inguinale. — L'adénite inguinale ou *bubon*, consécutive à une lymphangite, ne se rencontre que dans la phase aiguë de la blennorrhagie et est relativement rare. Il faut immédiatement condamner le malade au repos, badigeonner à la teinture d'iode et traiter la blennorrhagie, car ces adénites suppurent assez souvent. Il y a intérêt à empêcher l'ouverture spontanée qui pourrait s'accompagner de pertes de substance. On essaiera la ponction capillaire ou bien l'on donnera issue au pus avec un bistouri étroit.

L'adénite chronique, qui ne suppure qu'exceptionnellement, reconnaît surtout pour traitement celui de la blennorrhagie qui l'a engendrée et l'entretient.

b. COMPLICATIONS SUPERFICIELLES

Nous ne citerons que pour mémoire l'*intertrigo*, presque spécial à la vulvo-vaginite et qui cède aux soins de propreté, bains, etc. L'*herpès* n'a de particulier que son extrême ténacité (d'où le nom d'*herpès récidivant*) : il sera examiné à sa place dans le prochain chapitre. De même pour les *végétations*, qui sont en quelque sorte l'apanage obligatoire de la blennorrhagie féminine, mais ne diffèrent en rien des végétations en général que l'irritation seule, due à certaines sécrétions, peut engendrer.

C. COMPLICATIONS GÉNÉRALES

Blennorrhagie des séreuses. — Les gonocoques peuvent franchir la barrière ganglionnaire et se répandre dans le sang : en pareille occurrence, la blennorrhagie gonococcique peut être considérée comme une maladie générale, mais à généralisation limitée, car le gonocoque ambulant n'atteint que le tissu séreux (Verchère). Citons, uniquement pour mémoire, le cas de cette malheureuse domestique qui succomba aux suites d'une endocardite blennorrhagique (les gonocoques ont été trouvés à l'autopsie), et disons que les séreuses articulaires sont presque les seules atteintes. De plus, et c'est ce qu'il y a de remarquable, une seule articulation est prise et c'est ordinairement l'un des genoux.

La première indication, au lieu de suspendre le traitement des organes génitaux, est de le continuer plus que jamais et de l'instituer immédiatement si ce n'est déjà fait. Tarissez le foyer d'infection. Or, dans ces cas-là, les balsamiques vous rendront les plus grands services, comme traitement général ; c'est ce qui a amené Terson à prescrire le santal dans l'ophtalmie purulente, la conjonctive oculaire étant une séreuse. Toutefois, il y a plutôt lieu de croire, dans ces cas-là, à l'infection de l'œil par contact direct que par métastase, l'ophtalmie métastatique vraie n'étant qu'une conjonctivite séro-vasculaire bénigne (Fournier, Verchère). Le salicylate de soude, à la dose de 4 à 6 gr. par jour, a très bien réussi dans les mains de M. Balzer (1).

(1) Balzer. *Thérapeutique des maladies vénériennes* ; Paris, 1894, p. 93.

Érythème polymorphe. — Mise pendant longtemps sur le compte des balsamiques, cette éruption serait, suivant R. Mesnet, provoquée par la blennorrhagie elle-même : c'était l'opinion de Martineau ; elle est partagée par plusieurs auteurs, entre autres Verchère et Paul de Molènes. Ces érythèmes, que l'on rencontre surtout chez les femmes à peau fine, disparaissent assez rapidement.

Pour être complet, il faudrait parler des complications rénales de la blennorrhagie, telles que la *pyélo-néphrite blennorrhagique et de l'albuminurie par infection générale* ; mais nous quitterions le domaine de la vénéréologie pour entrer dans celui de la pathologie urinaire ou même de la pathologie interne en général. Bornons-nous donc à dire que le régime lacté est à peu près la seule indication spéciale.

IV

AFFECTIONS GÉNITALES
NON VIRULENTES

Affections génitales simples spéciales à l'homme. Balanite ; posthite ; balano-posthite. — Affections génitales simples spéciales à la femme. Bartholinite simple. Abcès de la glande vulvo-vaginale. Kystes de la glande de Bartholin. — Affections génitales simples communes aux deux sexes. Uréthrite simple. Herpès génital. Végétations. Phtiriase pubienne. Gale. — Appendice. — Stomatites d'origine vénérienne. Stomatite mercurielle. Stomatite syphilitique.

Bien que ces affections ne recèlent aucun virus et que la plupart ne soient même pas contagieuses, nous ne pouvons cependant nous dispenser d'en dire un mot, en raison de leur origine presque toujours vénérienne ou de leur siège à peu près exclusif à la région génito anale. Au surplus, nous n'avons fait que suivre la tradition, car tous les ouvrages traitant des maladies vénériennes s'en sont occupés jusqu'ici.

A. AFFECTIONS GÉNITALES SIMPLES SPÉ-
CIALES A L'HOMME

Balanite et balano-posthite. — Quand la *balanite* n'accompagne pas une ulcération chancreuse ou un écoulement blennorrhagique, elle est engendrée par l'irritation des matières sébacées accumulées entre le gland et le prépuce, surtout chez ceux qui sont atteints de phimosis. Il est rare que cette inflammation ulcérative du gland ne se complique pas d'une lésion analogue du prépuce (*posthite*), laquelle existe rarement aussi sans la balanite, de sorte que c'est presque toujours à une *balano-posthite* que l'on a affaire en réalité. Quelle que soit l'abondance de la suppuration, la guérison est facile à obtenir par les simples soins de propreté, si le malade peut découvrir le gland. Toutefois il sera bon, pour agir plus rapidement, de prescrire deux bons savonnages par jour suivis d'un badigeonnage du gland et du prépuce avec la solution de nitrate d'argent au 1/20. Pansements isolants et poudre d'oxyde de zinc. Pour la forme *pustulo-ulcéreuse*, du Castel conseille la cautérisation avec le chlorure de zinc ou l'acide phénique au 1/10.

Dans le cas de phimosis congénital, il faudra faire des injections d'eau boriquée plusieurs fois par jour, entre le gland et le prépuce : et, avec une petite boulette de coton fixée au bout d'une pince et trempée dans le nitrate d'argent au 1/20, pénétrer sous le prépuce et bien badigeonner le gland et toute la cavité. Il sera bon, si l'ouverture n'est pas trop filiforme, d'y introduire une bonne dose de poudre d'oxyde de zinc. Aussitôt guéri, le malade devra faire le sacrifice de son prépuce s'il ne tient pas à se soigner toute sa vie pour des balano-posthites incessantes : c'est le seul remède radical.

Nous ne voudrions pas terminer ce paragraphe sans signaler une forme spéciale de balanite qui ne paraît pas avoir beaucoup attiré l'attention des auteurs. Nous voulons parler de cette balanite érosive que l'on rencontre quelquefois dans certaines blennorhagies très virulentes et à écoulement très abondant. C'est surtout son siège au pourtour du méat qui la rend remarquable, car elle joue le chancre induré à s'y méprendre. Nous en avons observé plusieurs exemples qui nous ont rendu perplexe au début et, comme cette lésion n'a pas de nom consacré, nous avons coutume de la désigner sous le nom de *faux chancre blennorrhagique*. Seul, à notre connaissance, notre ami Leloir, le regretté Professeur de la Faculté de Lille, a décrit cette complication de la blennorrhagie chez l'homme, comme pouvant simuler le chancre annulaire du méat. Il lui donnait le nom d' « érosion blennorhagique chancriforme » (1). Jullien a observé chez la femme une manifestation analogue, mais siégeant alors aux orifices bartholiniques : c'est son *ulcère à gonocoques*, qui lui en a imposé aussi pour un syphilome primitif (2). Cette lésion ne mérite une mention particulière qu'en raison de l'erreur possible dans le diagnostic, car les soins de propreté seuls la font disparaître et très rapidement.

(1) *Journal des maladies cutanées et syphilitiques* ; Janv. 1895 ; page 1.
(2) *Ibid* : Déc. 1897, page 749.

Leloir conseillait en outre la vaseline boriquée au 1/10, avec ou sans salol, dans les mêmes proportions.

B. AFFECTIONS GÉNITALES SIMPLES SPÉCIALES A LA FEMME

1° Bartholinite simple

Toujours aiguë, elle est consécutive à un traumatisme (coup, défloration brutale, coït impétueux, excès vénériens, etc.), ou à une inflammation de voisinage (eczéma, érythème, vulvite simple). Le traitement consistera en émollients, injections chaudes et grands bains prolongés. Nous avouons ne pas partager la répulsion de Verchère pour les cataplasmes que préconise M. Lutaud. Ils rendent de grands services, à condition qu'ils soient très humides et renouvelés fréquemment : en un mot, il ne faut pas les laisser rancir. Rien n'empêche de les arroser avec une solution faible de sublimé (au 1/2000). Nous ne nous opposons pas aux purgatifs salins, toujours utiles chez la femme. Tout peut rentrer dans l'ordre à cette période, si le traitement est appliqué en temps utile ; mais il arrive souvent qu'il se forme un phlegmon suivi d'abcès.

2° Abcès de la glande vulvo-vaginale

Que l'abcès soit consécutif à une bartholinite simple, à une infection blennorrhagique ou à un kyste enflammé, la conduite est la même : il faut donner issue au pus dès qu'il est collecté. Si l'inflammation est limitée au conduit excréteur de la glande, on pourra, comme le recommande Verchère, se contenter de débrider ce conduit et en faire une plaie à ciel ouvert. Dans le cas contraire, il faut ouvrir largement, cautériser la poche à la teinture d'iode ou au chlorure de zinc au 1/10 (ou même à saturation), et la bourrer de charpie, car il est très difficile d'éviter la fistule consécutive. Aussi plusieurs auteurs conseillent-ils de pratiquer immédiatement l'ablation du conduit et de la glande, opération à laquelle on sera fatalement amené, disent-ils, « la fistule étant à peu près inévitable ». Nous nous permettrons de n'être pas aussi pessimiste, car nous avons ouvert et soigné un grand nombre d'abcès de la glande de Bartholin ; or, est-ce une grâce d'état ? nous n'avons pas eu souvent à déplorer la fistule réfractaire. Evidemment la cautérisation vigoureuse du sac purulent est plutôt pénible, mais la solution de cocaïne la rend supportable.

3° Kystes des glandes de Bartholin

Le plus souvent dûs à l'oblitération de l'orifice du canal excréteur, ils se vident complètement si l'on peut parvenir à désobstruer ce conduit. Toutefois il faut se méfier de ce procédé qui peut transformer la poche kystique en collection purulente. Le traitement le plus simple consiste à les vider par ponction à l'aide de la seringue de Pravaz, mais le kyste se reforme très souvent. La manœuvre est quelquefois difficile en raison de la consistance du liquide, très épais en général et comme gélatineux. On l'a comparé avec raison à une solution de gomme. Il ne serait pas très prudent de faire suivre cette évacuation d'une injection caustique, à cause de la persistance possible du canal de Nuck, d'où périto-nite en expectative. Si la densité du liquide ne permet pas l'évacuation par la ponction capillaire, on incise largement et l'on bourre le sac de charpie sèche. En raison des prolongements que le kyste envoie dans tous les sens, la dissection serait très laborieuse, presque impossible parfois ; il sera bon de réfléchir avant de recourir à ce moyen extrême.

C. AFFECTIONS GÉNITALES SIMPLES COMMUNES AUX DEUX SEXES

1º Uréthrite simple

Tous les auteurs ont décrit des uréthrites simples, non blennorrhagiques : ces sortes d'écoulements ont été désignés sous le nom de blennorrhoïdes. M. Jullien distingue les uréthrites DE CAUSE INTERNE, *diathésiques* (rhumatisme, goutte, malaria, etc.) ou *toxiques* (cantharides, bière, asperges, iodures, etc.) et celles DE CAUSE EXTERNE, *traumatiques* (plaies, brû-lures, agents chimiques, etc.) ou *microbiennes* (sé-crétions de la vulve, du vagin ou du prépuce). La lumière n'est pas absolument faite sur cette classe d'écoulements. Toutefois, on est autorisé à dire que, depuis la découverte du gonocoque de Neisser (1),

(1) Le 2 juillet 1901, M. Jullien présentait à l'Académie de Médecine le résultat de ses recherches bactériologiques sur le

ils diminuent de plus en plus. En effet, ce n'est qu'après *plusieurs* examens négatifs qu'on pourra penser à l'uréthrite simple. Au reste, comme toutes les inflammations simples, cet *échauffement* cède aux moyens simples. Lorsqu'une belle uréthrite, à suppuration copieuse, guérit en quinze jours ou trois semaines, rien que par les bains et la tisane des voyageurs, il vous est permis, en l'absence de tout gonocoque — mais dans ce cas seul — de supposer que vous n'êtes pas en face de la blennorrhagie classique.

2° **Herpès génital.** — Il ne diffère en rien, dans sa nature comme dans son évolution, de l'herpès ordinaire des autres régions. Toutefois, son siège aux organes génitaux peut prêter aux erreurs de diagnostic lorsqu'on est consulté seulement — c'est le cas le plus fréquent — à la période ulcérative. Un groupe unique d'herpès ulcéré ressemble à s'y méprendre à un chancre induré au début. Les praticiens les plus éclairés peuvent rester indécis pendant plusieurs jours ou même commettre l'erreur.

Cet herpès peut quelquefois se reproduire avec une fréquence désespérante : c'est l'*herpès récidivant*. Chez l'homme, on l'attribue aux maladies vénériennes antérieures, à l'irritation qui résulte d'un changement de femmes trop souvent répété, d'où le traitement préventif : la fidélité. Chez la femme,

microbe pathogène de la syphilis, faites en collaboration avec le D' Justin de Lisle, et dont il nous avait déjà fait part en décembre 1900, sous le sceau du secret. Le voilà donc trouvé ce microbe dont l'existence s'imposait à l'esprit, mais qu'on n'avait jamais fait qu'entrevoir jusqu'ici. Saluons le *syphiloco-que de Jullien*, qui fait le pendant du gonocoque de Neisser.

l'approche des règles peut produire le même résultat. Chez tous deux, ce peut être, avec un tempérament prédisposé, une affection vénérienne aux exsudats irritants (blennorrhagie, syphilides). En somme, *irritation locale* chez des arthritiques.

Cet herpès peut devenir *confluent*, au point de simuler des syphilides vulvaires symétriques : nous en avons rapporté plusieurs exemples (1). Le seul traitement, dans ces cas, consistera en topiques émollients et en cataplasmes de fécule.

Contre les ulcérations herpétiques isolées, il n'y a rien à faire comme thérapeutique intensive. Elles durent de 12 à 15 jours, quelquefois 3 semaines; le mieux sera de les saupoudrer de silicate de magnésie (poudre de talc de Venise) et d'attendre la guérison qui se fera toute seule.

D'une façon générale, on peut dire que les caustiques ne paraissent pas convenir à ces ulcérations et qu'elles guérissent rapidement par l'application d'une poudre inerte. A ce propos, nous ajouterons que le calomel, fort usité, leur est plutôt nuisible. Cette poudre, inoffensive en elle-même, peut subir une transformation en sublimé — si légère soit-elle — au contact prolongé des exsudats génitaux (et autres qui contiennent généralement du chlorure de sodium. Il n'est donc pas étonnant que la plaie puisse se trouver, à un moment donné, sous l'influence d'un corrosif, alors que vous avez cru n'apposer qu'une poudre siccative. Nous attirons l'attention de nos confrères sur ces petits détails qui

____

(1) Buret. *Des causes d'erreur dans le diagnostic de la syphilis* ; Clermont-de-l'Oise, 1891, Daix, impr., p. 24 et 25.

pourraient sembler oiseux au premier abord, mais qui ont leur importance dans la pratique.

3° **Végétations.** — Produits de l'irritation, quelle qu'en soit l'origine, les végétations réclament un traitement différent, qui varie selon leur forme, leur volume, leur abondance et leur siège. Presque toujours vénériennes, elles accompagnent généralement la blennorrhagie. Chez les femmes leucorrhéiques, la grossesse peut suffire à les engendrer ; alors elles dépassent quelquefois en volume tout ce que l'imagination peut prévoir. L'incontinence d'urine paraît jouer aussi un certain rôle dans leur genèse.

Lorsqu'elles sont disséminées, chez la femme blennorrhagique, les applications d'ichthyol peuvent suffire à les faire disparaître, mais ce n'est pas toujours aussi simple. M. Jullien emploie l'acide phénique neigeux, rendu soluble à l'aide de quelques gouttes d'alcool à 90°. C'est un excellent moyen à la fois énergique et anesthésique. L'acide chromique est également bon pour les végétations isolées, mais il ne faut pas perdre de vue que c'est un poison facilement absorbable. La poudre classique de sabine et d'alun est un moyen inoffensif, mais assez anodin. Les applications d'acide acétique cristallisable sont douloureuses ; trop dilué, il n'agit qu'avec une lenteur désespérante.

Pour les végétations pédiculées, les *crêtes de coq*, la ligature est un moyen pratique, mais il est bien désagréable. Le perchlorure de fer, qui agit à la longue, est réservé pour les gens qui ont de la patience. L'*excision* est radicale, de même que le *raclage* ou ablation à la curette tranchante ; mais c'est fort douloureux et l'hémorrhagie est abondante. Je sais bien qu'on peut badigeonner ensuite avec une solution de chlorure de zinc, mais toutes ces manœuvres rappellent un peu trop les distractions du Saint-Office, au moyen-âge, et le sentiment qu'elles provoquent n'est pas précisément celui de la reconnaissance. Le thermo ou le galvano-cautère font une besogne plus propre et tout aussi avantageuse. Ne pas manquer d'insensibiliser au chlorure de méthyle ou à la cocaïne.

Il faut savoir que les végétations de la grossesse disparaissent quelquefois d'elles-mêmes après l'accouchement. Ces végétations, lorsqu'elles sont confluentes, arrivent parfois à s'ulcérer et laissent écouler un ichor sanieux et fétide qui rappelle l'odeur des syphilides. Des erreurs ont même pu être commises dans ce sens : nous en avons rapporté un exemple intéressant, il y a quelques années (1). Disons en passant que toutes les ulcérations vulvaires confluentes, de quelque nature qu'elles soient, ont à peu de chose près la même odeur : c'est une question de milieu.

D'une façon générale, avant d'arriver aux grands moyens (thermo-cautère ou raclage), il sera bon d'essayer les caustiques, appliqués avec patience, minutie et persévérance : on réussira le plus souvent. Ne pas perdre de vue que certaines végétations se réinoculent rapidement et qu'il faut une véritable lutte pour entraver ce processus. Tous les auteurs s'accordent à reconnaître que le sang des végétations suffit à les engendrer sur un sujet sain. Nous

____

(1) Buret. *Loc. cit.*, page 25.

avons constaté sur nous-même, et à plusieurs reprises, de petites verrues des mains qui reconnaissaient pour origine le contact du sang des végétations confluentes que nous avions opérées.

Nous dirons en résumé que, sans préconiser un traitement à l'exclusion des autres, nous nous sommes toujours très bien trouvé de l'emploi de l'acide phénique qui suffit à la plupart des cas. On enduira de vaseline les parties avoisinantes pour les protéger contre la diffusion du caustique.

4° **Phtiriase pubienne.** — Nous ne pouvons terminer l'étude de la thérapeutique vénérienne sans dire un mot d'une affection parasitaire qui n'est qu'ennuyeuse, mais dont les malades doivent être débarrassés, ne fut-ce que pour leur faciliter les rapports sociaux. Nous voulons parler du *pediculus pubis*, le vulgaire *morpion*, beaucoup plus répandu qu'on ne croit. Son siège de prédilection est au pénil ou au mont de Vénus, mais les migrations sont fréquentes vers les aisselles ou même vers la barbe. Les gens au système pileux très développé peuvent en être couverts. Chez l'adulte, on ne les rencontre jamais dans les cheveux, à cause de la pommade et de l'huile qu'on y met, ces animalcules ayant horreur des corps gras; mais, chez le très jeune enfant, la chose n'est pas impossible. On en a observé dans les sourcils et même à la base des cils : nous en avons trouvé plusieurs fois au Dispensaire pour Enfants de la rue de Crimée.

Le traitement classique est un des meilleurs. Il onsiste en une application, le soir, de pommade ercurielle simple (onguent gris) suivie d'un bon savonnage le lendemain matin. On peut aussi faire quelques lotions discrètes avec une solution alcoolique de sublimé au 1/100 : c'est plus propre. Si la phtiriase est généralisée, on pocédera par régions. Si on a le temps, on extirpera les œufs un à un, mais il faut de la patience et un œil exercé.

5º **Gale.** — Bien que la gale puisse être contractée en dehors de tout rapport sexuel, nous indiquerons néanmoins son traitement, car elle fait souvent cortège aux affections génitales et se prend, le plus souvent, *au lit.*

Tout le monde connaît le traitement classique par la pommade d'Helmerich, dont le malade s'enduit après une friction au savoir noir et un bain d'une heure et demie. Il faut se rhabiller *sans essuyer la pommade* et rester ainsi 24 heures ; c'est exaspérant. M. Jullien préconise, depuis quelques années, un traitement beaucoup plus simple qui tue les acares en quelques heures. Nous voulons parler du *Baume du Pérou* qu'il vit avec surprise employer à Naples en 1878, à l'hôpital spécial. L'odeur n'est pas désagréable ; nous avons coutume d'y adjoindre la teinture de benjoin (parties égales) ; le résultat est tout aussi radical et le mélange est moins poisseux. Il suffit de s'en induire tout le corps, le soir en se couchant ; le lendemain, tous les sarcoptes sont défunts. Il est rare qu'on soit obligé de recommencer l'opération. Nous formulons ainsi la dose suffisante pour une cure :

℞. Baume du Pérou. } āā 30 grammes.
    Tre de benjoin.... }

F. S. A. — Agiter fortement au moment de s'en servir,

APPENDICE

STOMATITES D'ORIGINE VÉNÉRIENNE

I. Stomatite mercurielle. — Le traitement hydrargyrique, dans la syphilis, amenant fréquemment cette stomatite particulière — le plus souvent bornée à une gingivite — qu'on appelle *stomatite mercurielle*, nous ne pouvons nous dispenser de résumer en quelques mots le traitement de cette affection. Sans nous attarder à rappeler les signes qui la caractérisent et la différencient des autres stomatites, nous dirons tout de suite que le meilleur agent thérapeutique est le chlorate de potasse *pris à l'intérieur*. En effet, ce sel s'éliminant par la salive, son action s'exerce d'une façon directe et continue. La formule ordinaire est la suivante :

℞. Chlorate de potasse............ 4 gr.
    Sirop de framboises.......... 50 —
    Aq. fontis .... 150 —

F. S. A. — Une cuillerée à potage toutes les 2 heures.

Dans les cas graves, il sera bon d'agir localement. On pourra, comme le conseillait Velpeau, faire des applications de poudre d'alun ; parfois il sera indispensable de cautériser à l'acide chlorhydrique fumant (Ricord). Les attouchements avec un pinceau (fait d'une allumette et de coton hydrophile) trempé dans une solution d'acide chromique au 1/20, sont un bon moyen : il est employé par la plupart des dentistes.

Il faudra en outre alimenter et tonifier le malade. Quelques purgatifs, énergiques et répétés, seront très utiles, à moins que le patient n'ait déjà une entérite hydrargyrique concomitante. L'opium sera indiqué pour régulariser le sommeil et restreindre les sécrétions. Il faut stimuler le malade, l'occuper, le forcer à se lever, à réagir, à rincer sa bouche fréquemment à l'eau boriquée.

On s'est demandé tout dernièrement si le mercure était le seul agent étiologique de la stomatite dite *mercurielle*, et si cette affection ne reconnaîtrait pas en outre pour cause un microbe pathogène spécial. Ce point est loin d'être élucidé : peut-être, si ce micro-organisme est un jour découvert, discutera-t-on alors sur la question de savoir si sa présence entraîne la stomatite en cas d'hydrargyrisme, ou si c'est la stomatite hydrargyrique qui lui sert de terrain pour s'ensemencer. Jusqu'a nouvel ordre, soignons la stomatite, d'où qu'elle vienne ; nous discuterons quand le malade sera guéri.

II. Stomatite syphilitique. — Il nous a été donné d'observer depuis des années, aussi bien chez ceux qui ne prenaient pas de mercure que chez les malades en traitement, une érosion toute spéciale du bord libre des gencives, très superficielle, sensible au contact, sinon douloureuse, qui nous a paru relever de la syphilis et non de l'hydrargyre. Aussi n'avons-nous pas hésité à lui donner un nom, celui de *stomatite syphilitique*, ne l'ayant vue signalée nulle part, à notre connaissance du moins (1). Chez les malades qui n'avaient jamais absorbé de mercure, ce dernier ne pouvait évidemment pas être invoqué comme cause étiologique ; mais il était permis de croire à une variété de stomatite ulcéro-membraneuse. L'absence de pellicule épaisse, de gonflement des gencives et de cette odeur infecte si caractéristique, le peu d'étendue de la lésion qu'il faut presque deviner dans certains cas, une dentition superbe et une bouche bien tenue, nous ont autorisé à penser qu'il ne s'agissait pas de cette affection.

Notre attention étant éveillée, nous avons pu remarquer les mêmes phénomènes chez des malades en traitement par le mercure, et, dans ces cas encore, ce n'était pas la stomatite mercurielle classique. Dans d'autres cas où la gingivite, présentant des caractères identiques à ceux de la stomatite mercurielle — sauf la salivation — revenait à intervalles plus ou moins éloignés chez des malades qui avaient suspendu depuis de longs mois le traitement mercuriel, nous avons été amené à soupçonner une manifestation *purement syphilitique* (2). En voici deux

(1) A vrai dire, les ulcérations syphilitiques de la muqueuse buccale sont connues, mais sous le nom de plaques muqueuses de la bouche ; or, la gingivite de même origine n'a jamais été décrite. Si nous l'appelons *stomatite* et non *gingivite syphilitique*, c'est par opposition à la stomatite mercurielle : cette dernière peut parfois présenter des ulcérations étendues de la face interne des joues, mais elle se borne le plus souvent à une gingivite.

(2) Notre collègue et ami Edmond Vidal a vu, à Aix-la-Cha-

exemples qui nous paraissent suggestifs à cet égard.

Observ. I. — M. J..., que nous soignons depuis deux ans et demi pour une syphilis particulièrement sévère, n'avait pas repris son traitement mercuriel depuis 14 mois à cause d'une gingivite ulcéreuse qui reparaissait tous les trois mois environ et durait 6 ou 7 semaines. Je le croyais enfin débarrassé lorsque, vers la fin de mai dernier, il revenait me montrer une gingivite occupant la moitié gauche de la mâchoire inférieure. Cette nouvelle poussée ulcérative était certainement moins importante comme lésion et moins étendue que les précédentes, mais elle s'accompagnait de symptômes pénibles encore plus prononcés. C'étaient des douleurs continues et exaspérantes, gênant la mastication et empêchant le sommeil. Le chlorate de potasse resta impuissant; seules, les cautérisations avec la solution d'acide chromique au 1/20 amenèrent un léger soulagement. Le malade était désespéré et moi déconcerté. Je commençais à trouver bizarres ces récidives de stomatite douloureuse chez un malade qui ne prenait plus de mercure depuis de longs mois : j'avais tout lieu de penser qu'après un an, ce métal avait de grandes chances pour être complètement éliminé. Et cependant c'était bien le tableau clinique de la stomatite mercurielle que nous connaissons. Aucun point de ressemblance avec l'ulcéro-membraneuse, et ajoutons-le, *pas de salivation.*

L'idée de gingivite d'origine spécifique, que je n'avais encore entrevue qu'à l'état d'hypothèse, prit corps dans mon esprit et commença à me hanter. Jusque-là, j'en admettais bien l'existence, en tant qu'érosion insignifiante

pelle, les médecins allemands prescrire les frictions mercurielles à des nombreux malades, malgré d'intenses stomatites, et ces stomatites guérissaient rapidement : ce fait, que nous ignorions, vient corroborer nos remarques personnelles et justifier nos conclusions.

du bord libre des gencives, mais j'étais loin de supposer que je pourrais un jour être amené à établir le diagnostic différentiel entre la *stomatite mercurielle* et la *stomatite syphilitique*. Je fis part de mes réflexions à mon malade, qui est un garçon intelligent et entra dans mes vues. « Si j'osais, lui dis-je, je vous remettrais au traitement mercuriel : en cas de guérison, ma conviction serait faite. »

— Osez, docteur, me répondit-il. Je souffre tellement que je peux risquer l'expérience : un peu plus, un peu moins... Il est très possible que vous ayiez raison. — D'autant plus, ajoutai-je, qu'au moindre signe d'aggravation, il nous est facile de suspendre tout traitement. — Évidemment. »

Or, le 28 juin 1901, ce malade reprenait ses deux centigrammes de sublimé par jour, non pas pour ses accidents syphilitiques classiques, qui avaient provisoirement disparu, mais bien contre sa stomatite douloureuse qui résistait à tous les moyens habituels, chlorate de potasse et cautérisations.

1er juillet. — La sensation de brûlure mordicante a disparu pour faire place à une petite gêne très supportable. L'aspect général n'est nullement modifié. Pas de salivation. Le malade est enchanté de ce résultat : moi aussi, mais à un point de vue différent. Je n'étais pas sans inquiétude sur les suites de l'expérience, car je m'avouais bien qu'il était plutôt hardi de soigner une stomatite par le traitement mercuriel. Toutefois, j'avais présente à l'esprit l'intéressante communication de M. Loup à la Société de Médecine de Paris (1), où l'auteur déclarait que la stomatite mercurielle guérissait rapidement par les bains de bouche *au sublimé*, cette affection se développant surtout dans les bouches mal tenues, excellents terrains de

(1) A. Loup. *Considérations sur le rôle de l'hydrargyre dans la stomatite mercurielle* (séance du 28 janv. 1900).

culture pour les microbes. De là à ne plus voir dans l'hydrargyre qu'une cause occasionnelle, il n'y avait qu'un pas. M. Loup tend à ne reconnaître que des stomatites microbiennes, ce qui est déjà un progrès — théorie trop absolue toutefois, le rôle du mercure étant indéniable dans bien des cas — mais le distingué Professeur de l'École Dentaire de Paris n'a pas songé à la possibilité d'une stomatite, accident de la syphilis, se développant en dehors de toute intoxication ou de toute localisation de produits septiques.

3 juillet. — L'amélioration continue. L'érosion est cantonnée maintenant au collet de deux incisives. Le malade a encore éprouvé la nuit dernière quelques douleurs fugitives, mais insignifiantes en comparaison de celles qu'il endurait huit jours auparant.

6 juillet. — L'amélioration persiste.

9 juillet. — Les douleurs ont complètement disparu.

12 juillet. — Nous revoyons le malade, qui se déclare parfaitement guéri. Nous avons donc obtenu en 15 jours, par le traitement hydrargyrique, la guérison d'une stomatite crue jusqu'ici d'origine mercurielle et qui, à chaque récidive, résistait au traitement classique par le chlorate de potasse pendant 6 ou 7 semaines. Nous partons en voyage en lui souhaitant bonne chance.

3 septembre. — Le malade nous raconte que, pendant notre absence, vers le 25 juillet, il a été repris de sa stomatite, laquelle fut toutefois moins douloureuse que la précédente. Instruit par l'expérience, il s'empressa de reprendre ses pilules dont il avait cessé l'emploi. La guérison fut obtenue en 5 jours, et s'est maintenue depuis. Sera-t-elle définitive ? il est permis de le supposer maintenant, puisque rien n'a reparu. En tout cas, nous connaissons le moyen d'avoir raison vivement de cette stomatite si elle faisait sa réapparition.

OBS. II. — Marie X..., âgée de 21 ans, que nous soignons depuis 3 ans pour une syphilis classique, n'a pas pris de mercure depuis huit mois. Elle vient, le 12 juillet 1901, nous montrer une stomatite indéniable, caractérisée par la turgescence habituelle des gencives (couleur rouge framboise), un peu de salivation et de la fétidité de l'haleine. Pas d'accident syphilitique visible. Douleurs cuisantes au bord libre des gencives. Dents excellentes et superbes. Encouragé par l'exemple précédent, nous prescrivons 2 centigrammes de sublimé par jour.

16 juillet. — La malade, que nous rencontrons, nous signale une amélioration sensible.

25 septembre. — Nous revoyons notre malade, qui se déclare guérie ; et de fait, tout signe de gingivite a disparu. Les symptômes fâcheux se sont amendés en 25 jours : par précaution, elle a continué l'usage de ses pilules pendant un mois encore, ce qui a fait sept semaines de traitement mercuriel.

Depuis cette époque jusqu'à aujourd'hui, rien d'anormal ne nous a été signalé.

Que conclure, si ce n'est que nous avons eu affaire à des lésions d'origine spécifique ? Il n'est pas dans les habitudes de l'hydrargyre d'occasionner une stomatite 8 et 14 mois après qu'on en a cessé l'emploi ; et je ne sache pas non plus qu'une stomatite mercurielle ait jamais cédé sous l'influence du traitement par le sublimé pris à l'intérieur. Tout esprit non prévenu est donc forcé de voir, dans le cas de nos deux malades, une gingivite d'une nature particulière, très certainement syphilitique, puisque le mercure la guérit, et cela en vertu du vieil adage qui servira de conclusion à notre travail : *naturam morborum ostendunt curationes.*

———————————————

TABLE DES MATIÈRES

CHAPITRE III
LA BLENNORHAGIE

CHAPITRE IV
AFFECTIONS GÉNITALES NON VIRULENTES

Châteauroux. — Imp. P. Langlois et Cⁱᵉ